U0197964

# 双人瑜伽艺术

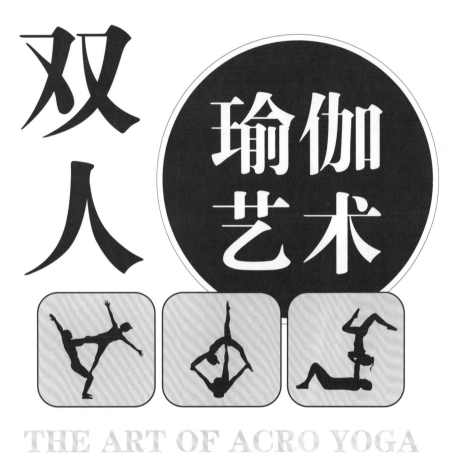

## THE ART OF ACRO YOGA

[荷] 马晋伟（Mathijs Mombarg）、文莲、岳耀·著

清华大学出版社

北京

## 内 容 简 介

本书采用简明易懂的语言与大量高清图片，为读者展示了双人瑜伽的动作要领与练习技巧，其中包括练习手法、双人练习技巧、错误提示以及注意事项等内容。在本书中，作者汇集了近二十年教学经验及实践心得，结合国际前沿理论文献，精心整理编写，旨在为瑜伽爱好者及广大读者提供健康、科学、系统的训练方法。

**图书在版编目(CIP)数据**

双人瑜伽艺术 = THE ART OF ACRO YOGA ／（荷）马晋伟（Mathijs Mombarg），文莲，岳耀著. —北京：清华大学出版社，2021.3

ISBN 978-7-302-56201-6

Ⅰ.①双… Ⅱ.①马… ②文… ③岳… Ⅲ.①瑜伽—基本知识 Ⅳ.①R793.51

中国版本图书馆CIP数据核字（2020）第143831号

责任编辑：陈立静
封面设计：赵　鹏
责任校对：李玉茹
责任印制：刘海龙

出版发行：清华大学出版社
　　　　　网　　　址：http://www.tup.com.cn, http://www.wqbook.com
　　　　　地　　　址：北京清华大学学研大厦A座　　　　　邮　　编：100084
　　　　　社 总 机：010-62770175　　　　　邮　　购：010-62786544
　　　　　投稿与读者服务：010-62776969, c-service@tup.tsinghua.edu.cn
　　　　　质量反馈：010-62772015, zhiliang@tup.tsinghua.edu.cn

印 装 者：北京博海升彩色印刷有限公司
经　　销：全国新华书店
开　　本：170mm×240mm　　印　张：16.75　　字　数：399千字
版　　次：2021年3月第1版　　印　次：2021年3月第1次印刷
定　　价：79.00 元

产品编号：086251-01

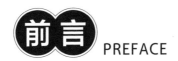

# 前言 PREFACE

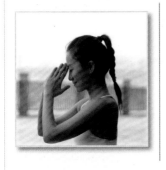

我们的双人瑜伽旅程始于 2014 年。对于马晋伟来说，那是练习双人瑜伽的第三个年头。而对于文莲来说，那是一个全新的开始。较有经验的马晋伟带着文莲去完成一个个高难度的动作，这是一个美妙的过程。我们可以感受到自身的核心控制力和稳定性都在慢慢提高，更令人惊喜的是，我们非常享受每一个练习的时刻。结合两个人的力量，我们可以完成很多高难度动作。不断尝试新的挑战，不断获得新的进步，体会 1+1 > 2 的神奇效果。

2018 年，双人瑜伽让马晋伟、文莲和岳耀相遇。带着对双人瑜伽的热爱，三人分别在中国南北方推广双人瑜伽，吸引越来越多的双人瑜伽爱好者参与练习。

双人瑜伽对于我们绝不止于身体的改变，更多的是心灵的改变。交流是双人瑜伽里不可或缺的艺术，它将我们和搭档连接起来。打开心扉，互相了解，彼此接纳，共同思考。对我们来说，交流无处不在，不论是一句话、一个眼神、一个手势，还是一个身体转动，都可以让搭档领会你的意图。我们可以感受到相互默契在一次次练习过程中升华。

信任，让我们与搭档间的联系更紧密。我们可以轻松自如地起飞和降落，因为我们充分地信任搭档会在合适的时间、合适的角度、合适的姿势给我们稳稳的支持，感受默契，指引我们自然顺畅地完成挑战。

双人瑜伽锻炼着我们的包容心和同情心。双人瑜伽不只是将两个强大的个体连接，更多的是让两个完全不同的个体融合，形成更强大的个体。我们去了解、包容对方的优、缺点，用对方的优点来强化自己，用自己的优点给予对方支持，不断磨合成就一个全新的个体。完成动作不是我们唯一的目的，更重要的是，学会接纳自己和对方的不完美，全身心地帮助对方安全、优雅地完成动作，去感受双方紧密的连接和默契，体验变不可能为可能的快感，这个过程棒极了。

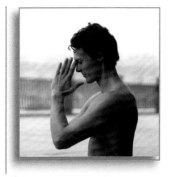

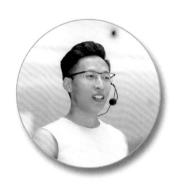

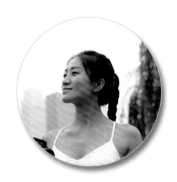

我们很幸运在生命中偶遇双人瑜伽，并通过无数次的表演、公开课，将这门艺术带给更多的人。

2016年，我们在中国设立了双人瑜伽工作坊，将这种充满爱的瑜伽艺术在中国推广。我们的双人瑜伽书也在那时候萌芽。每一次的工作，都是我们的素材来源，也是经验丰富的过程，这个过程漫长，但是充满了爱和欢乐。

2017年，我们在已成型的工作坊教材的基础上，开始撰写《双人瑜伽艺术》，记录成为搭档以来我们尝试过的动作。

每个动作都是无数次试验的结果和经验的总结。《双人瑜伽艺术》从技术和艺术两个层面介绍了双人瑜伽练习方法，包括热身Flow、手倒立进步阶梯、双人训练动作、飞行体式详解等双人瑜伽技术，以及三个角色特点、交流信任的艺术等。《双人瑜伽艺术》全面系统地介绍了双人瑜伽，既可供瑜伽爱好者参阅，也可作为双人瑜伽培训教材。我们很荣幸能将自己的方法分享给读者，让爱好者更安全地体验双人瑜伽，享受这个充满快乐、挑战和惊喜的过程。

写书是一项繁杂的工作，需要搜集大量的素材，总结大量的方法、经验，历经多次修改。我们很欣慰在有了写书的想法之后，很快付诸实践，并坚持了下来。非常感谢我们的学生对我们的信任，选择加入我们，并给我们提供了教学灵感；感谢设计师、摄影师、编辑的付出，有他们的共同努力，才有了《双人瑜伽艺术》一次一次的完善。

我们希望，《双人瑜伽艺术》作为中国第一本完整、系统的双人瑜伽练习参考用书，能指引更多双人瑜伽爱好者正确、安全地进行练习，真正享受练习、受益于练习。

Mathijs Mombarg（马晋伟）

文　莲　　　岳　耀

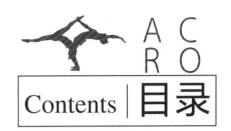

# Contents | 目录

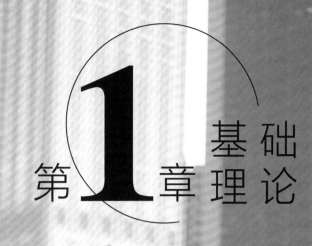

# 第 **1** 章 基础理论

## 历史·安全·角色

# 1.1 历史

 ## 1.1.1 瑜伽的历史

瑜伽最早可以追溯到公元前 5000 年前的古印度文明。考古学家在公元前 3000 年前的莫亨佐达罗和它的姐妹城——哈拉帕古城的考古遗址所出土的石刻和印章上，发现了瑜伽冥想和坐法的图案。

"瑜伽"这个词最早出现在公元前 1500 年左右。游牧民族雅利安人带来了婆罗门教。婆罗门教的宗教经典《梨俱吠陀》将瑜伽定义为"约束"或"戒律"，专门描述了人们通过瑜伽获得的智慧和力量，但是并没有提供任何系统性的体式练习。直到公元前 8 世纪—公元前 5 世纪《奥义书》的出现，瑜伽的内涵才有了更细致的描述，瑜伽行法有了更系统的分类。

公元前 2 世纪，出现了瑜伽历史上最重要的两部著作——《薄伽梵歌》和帕坦伽利的《瑜伽经》。《薄伽梵歌》提供了那个时代有关瑜伽的最全面的描述："当一个人的大脑、智力和自我（Ahamakara）得到控制，不再受缚于无休止的欲望，一切都安驻于内在的圣灵。这时，那人就成为一名'Yukata'——与神融为一体的人。"没有风的地方，灯火不会闪动；同样，一个能控制自己大脑、智力和自我的瑜伽师已完全沉浸于自身内在的神性中。当无休止的大脑、智力和自我通过瑜伽的修习而静止，瑜伽师通过自身内在的神性恩赐找到了最终的圆满，于是懂得了永恒的快乐超脱于那些苍白的感觉之外，这是理智所无法领会的。瑜伽师遵守这种真实，从此毫不动摇，已经发现比其他所有事物都更为珍贵的珍宝，没有任何事物比它更重要。已经达到这一境界的人即使遇到再大的悲伤，也不会为之所动。这就是瑜伽的真意：从悲伤和痛苦中解脱。

另一部著作《瑜伽经》将瑜伽行法定义为八个分支，印度瑜伽在其基础上真正成型。帕坦伽利也被称为"瑜伽之祖"，他给瑜伽下的定义是："瑜伽是控制意识的波动。"185 句箴言详细阐释了瑜伽的八个分支，内容如下。

（1）制戒（Yama），指为改进外在行为所需遵守的行为规范，也就是自制，包括非暴力、诚实、不偷盗、节欲和不贪婪。

（2）内制（Niyama），指为改善内心环境，每天实际应做到的行为规范，包括纯净、自足、自律、内省和向神的臣服。

（3）体式（Asana），指让人感觉舒适并能长久保持的身体姿势。体式给身体带来健康和轻盈，稳定的体式也可以带给我们内心和精神的宁静。

（4）呼吸控制（Pranayama），对呼吸的延长和控制，主要包括对吸气、呼气以及吸气与呼气之间的停顿（内悬息）、呼气与吸气之间的停顿（外悬息）的控制。

（5）制感（Pratyahara），指通过控制感官，使练习者从对外关注转移到向内在专注的状态。

（6）专注（Dharana），指意识集中在一点，让思绪不再纷乱，是进入冥想的初始步骤。

（7）冥想（Dhyana），指意识能长久地集中，并不会被外在的事物干扰，此时对事物的理解和认知会从表面逐渐深入到本质。

（8）入定（Samadhi），在入定的阶段，不再有具体的冥想对象，而是意识进入空灵的状态。身体和感官都处于一种休息的状态，心灵隐藏的力量被逐渐开启，体悟到生命的最高境界。

公元2—7世纪，对现代瑜伽影响深远的密宗瑜伽（也称谭崔瑜伽）（Tantra Yoga）得到蓬勃发展，并发展出哈他瑜伽（也称传统瑜伽）（Hatha Yoga），公元15世纪《哈他之光》的出现，被认为是现存最古老的关于哈他瑜伽的文献。

如今，瑜伽及其衍生的各种现代瑜伽流派风靡全球，越来越为现代人所接受和喜爱。

 ### 1.1.2 中国杂技的历史

"杂技"这一词来源于希腊语，意为"高处行走者""绳上行走者"。

从新时器时代开始，中国的杂技就已经萌芽，原始人在狩猎中形成的劳动技能和自卫攻防中创造的武技与超常体能，在休息和娱乐时，为了表现其猎获和胜利的欢快心情，逐步发展为一种自娱游戏的技艺表演，这就形成了最早的杂技艺术。

中国杂技在汉代迅速形成和成长，并以力技、形体技巧、耍弄技巧、高空节目、马戏与动物戏、幻术等形式形成不同杂技系列。在后期的发展中，中国杂技更是与"歌舞""走索""顶竿""马术""戏剧"等不同元素融合，成为宫廷和民间都盛行的艺术。

新中国成立后，国家对杂技艺术高度重视，成立许多国家级大型杂技艺术团队。他们将古老的杂技艺术与其他艺术相结合，不断推陈出新，在国际比赛中屡次获奖，使杂技这个中国古老的艺术迸发出前所未有的生命力。

 ### 1.1.3　杂技和瑜伽

杂技和瑜伽的融合最早发生在几百年前。在 15 世纪，据说，吉卜赛人从北印度到达欧洲，欧洲人以为他们是埃及人，所以叫他们吉卜赛人。这个少数民族由一群类似民族或部落的人组成，Sinti 和 Roma 说的是一种叫 Romani 语的方言，这种语言来源于印度传统的语言 Sanskrit。他们把传统的语言、文化和瑜伽融入表演中，在保持原有传统的基础上，衍生出新的传统。杂技演员、舞蹈演员和杂耍演员已经在欧洲的各个吉卜赛演出上表演了。

在欧洲的黑色时代，杂技曾被遗忘。巡回演员们在各大交易市场演出，驯养有素的动物和精湛的杂技艺术重新燃起人们心中对杂技团的渴望。慢慢地，杂技发展为表演艺术，并在全世界范围内被人们知晓。

在美国，杂技表演成为最受欢迎的娱乐方式，因为巡回演出更贴近大众，而且是人们唯一的娱乐活动。杂技表演团之间的竞争造就了杂技表演的黄金时期。所有的杂技团都尽力尝试更惊人的动作，呈现更壮观的表演。在这段黄金时期，杂技表演在世界的各大城市盛行。

杂技和瑜伽以不同的方式融合，并有上千年历史。现代瑜伽之父克瑞斯纳玛查雅（Krishnamacharya），是杂技和瑜伽融合的先锋。在他 1938 年的脚本里可以看到，他用近似于现代双人瑜伽的体式托举小孩子。他把英国人带到印度的体操元素和瑜伽融合，从而促进了杂技和瑜伽的融合，并孕育出双人瑜伽艺术。

自从克瑞斯纳玛查雅探索了双人瑜伽之后，很多练习者在未来的几十年中延续了这种杂技和瑜伽的融合。例如，在 1985 年，一个叫本杰明的杂技演员，发明了一种飞行理疗方式，叫 Acrosage；另一个叫 Ken 的杂技演员，发明了一种融合飞行瑜伽和泰式按摩的理疗练习；Ken 的学生——凯文和艾琳，创办了马戏团瑜伽，将马戏团艺术和瑜伽融合。

1996 年，双人瑜伽第一次出现在加拿大的蒙特利尔，英文名为 Acroyoga。那时，双人瑜伽在学校、大众中飞速发展。所有的老师都为双人瑜伽在世界范围内的发展打下基础。十年后在美国的旧金山，双人瑜伽被称为 Contact Acro。后来改了名字，注册名为 Acroyoga。2006 年，开办了首个双人瑜伽老师培训班，共 19 名学生。十几年过去了，他们已经在全世界范围内培训出一大批双人瑜伽老师。

## 1.2　如何练习双人瑜伽

练习双人瑜伽的原因有很多，唯有乐趣能让双人瑜伽之树长盛不衰。双人瑜伽的吸引力在于，习练者不是一个人在练瑜伽，搭档的陪伴让练习多了互动，更有趣，并且让练习变得更有挑战、更具可能性。理想的状态是在练习之路上习练者可以感受到稳定、持续的乐趣。当习练者对一个体式的练习不是很确定时，就可以参考这个最重要的原则：你是否享受这个体式的练习？如果在练习过程中，更多的是疼痛、呼吸急促等不适感，那你需要重新考虑是否继续这个体式的练习。双人瑜伽应该是安全和快乐的。

我们需要像瑜伽修行者一样去练习双人瑜伽。双人瑜伽帮助我们提高个人能力，而个人能力的提高又能促进双人瑜伽动作的完成，这是一个积极的循环。双人搭档练习和个人练习同等重要，搭档练习不能替代个人练习。相反，搭档练习得越深入，我们越需要通过个人练习，去了解我们的弱点和我们的力量所在；加强个人练习，才可以给搭档更多积极的支持，让配合更流畅。习练者在双人瑜伽之路上走得越深入，就会发现越多的挑战，就会有更多机会让自己的身体变得更强大、更柔软、更协调。

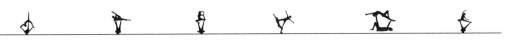

瑜伽练习是一个终身练习的过程，不存在到达或者完成的终点。双人瑜伽更是如此，不管我们身处何处，到达哪个水平，总会有学习、改善和领会的空间。当习练者明白和领会这个道理之后，就可以去享受这个过程，建立一生学习的理念。

了解双人瑜伽之后，你会明白，一个个体并不一定比另一个好，但两个个体的结合肯定比其中的任何一个更强大。变化是一个缓慢、循序渐进的过程，需要我们像有觉知的瑜伽修行者一样，每天练习。变革是一个更快的途径，这种途径始于意识，一旦在大脑里产生某件事情是可能的信念，这种信念便非常快捷、有效地转换成意识。这种信念源于你敢于相信自己具有未挖掘的潜能。这种信念比任何瑜伽技能、瑜伽老师或是瑜伽教材更强大。这种意识改变的能力，是所有敢于放弃原有的自我，敢于探索新的自我的天赋。

 ## 1.2.1　接纳的艺术

双人瑜伽将两个完全不同的个体紧密联系到一起，各自发挥所长，共同完成一个特定的练习。最完美的情况是我们的搭档和自己有着同样的水平，而大多数时候其中一方都会面对自己的搭档水平稍弱的情况，这时，我们需要用接纳的心态去面对这种差异。

一方面，我们要学会接纳自己。从呼吸、感受、思想、情绪等方面去了解自己的状况，接纳自己身体的不完美，接纳自己的极限，控制身体不超负荷运转，带着对自己的爱去练习，保护身体不受伤害。同样，我们要去接纳自己的情绪波动，偶尔的挫败感，映射出我们对完美的执着追求。卸下负担，享受过程，相信时间会见证我们的成长。坚持练习，一切随之而来！

另一方面，我们要学会接纳搭档。发掘、欣赏搭档的所长，同时接纳搭档的差异和局限。双人瑜伽的练习过程，更像是将两个布满尖锐棱角的齿轮磨合、卡合在一起，顺畅运转的过程。磨合的过程需要耐心、理解、信任、接纳、鼓励作为润滑剂。

搭档就像是一面镜子，搭档的反馈，映射出我们自己的行为。我们给予信任，就会收获搭档更多的支持；我们给予耐心，就会收获搭档更多的努力；我们给予鼓励，就会收获搭档更多的动力。当我们带着接纳和爱去与搭档连接，我们的所长就会发挥出最大的效果，呼吸同步，默契无声，身、心、灵完美交融。流畅、优雅的身体里面，蕴藏着我们的努力、和谐、包容和爱。

双人瑜伽让我们接纳自己，爱护自己，成为更好的自己。

 ## 1.2.2　信任的艺术

双人瑜伽的练习，靠两个人共同来完成，缺一不可。

很多人觉得支撑者比飞行者贡献更多，体力消耗更多，飞行者只需要轻松地展示动作即可。这样的想法往往会对习练者形成误导。每一个双人瑜伽体式的完成，都离不开两人的共同付出。支撑者和飞行者各有分工，支撑者需要更多的力量和稳定性，而飞行者需要更多的控制和表现力。假如将双人瑜伽飞行比作飞机起飞，支撑者就像是发动机引擎，飞行者就像是羽翼，要完美起飞，两者都是不可或缺的。

支撑者和飞行者的默契配合，靠信任来支持。飞行者需要百分百相信支撑者能在精确的时间、精确的位置、以充足的力量给予支撑；支撑者需要百分百相信飞行者能控制好身体，以最优雅的姿态展现出艺术感。这样的互相信任会转化成责任感，让我们有动力将自己变得更好，真正能肩负起确保搭档安全的使命。

信任不是盲目的，它建立在大量的练习、长期的配合和熟练的技能上。一双有力的手、一个坚定的眼神、一句肯定的话语足以表达信任，它像"兴奋剂"一样给我们无限动力去追逐无限可能。

 ## 1.2.3　交流的艺术

双人瑜伽练习中，有很多因素可以影响配合的流畅性。交流是双人瑜伽连接的纽带，是带领搭档通往共识的重要工具。语言、面部表情、触觉、呼吸甚至意识都是交流的方法。当真正的交流产生了，搭档间的连接才会加深。这是所有配合形成的基础。

瑜伽的两个基础原则是 Ahimsa 和 Satya，可以增强人给予和接受的能力。Ahimsa 意为"同情或善良"，Satya 意为"真相"或"无谎言"。如果一个人表达了真实的想法，那么其搭档就会给予同情的互动。例如，在做伸展动作的时候，被伸展的人感觉到拉伸超过极限，但是没有表达出这个真相，那么其搭档就不能给出同情的回应。搭档之间若能更真实地表达出自己的感受、需求，那么他们之间的连接会不断增强。

 ### 1.2.4　心流状态的到达

美国心理学家米哈里·契克森米哈赖（Mihaly Csikszentmihalyi）在《心流：最佳体验的心理学》中提出"心流"这一概念，这是一种对正在进行的活动和所在情境完全投入和集中的状态。当我们将自己完全融入所做的事情中，就会忽略时间、疲劳等一切外在因素，从而感受到强烈的吸引、投入、满足。人在"心流"状态时最快乐。

双人瑜伽最大的吸引力在于，它吸引着我们去追求自己的"心流"。双人瑜伽练习中，我们在技能和挑战两个方面获得乐趣。初学者被双人瑜伽的挑战性吸引，但往往缺乏技能，在稍有难度的体式练习中容易产生挫败感。长期习练者具备了较高的技能，基础的双人瑜伽练习已经不能满足他们对挑战性的要求，这时就需要进阶的练习来激发他们的兴趣。而当我们真正找到了技能和挑战的平衡，练习的难度刚好需要我们以101%的最佳状态才能完成，这时我们必须完全专注，确保与搭档的每一个连接成功。每一次舒展、旋转、跳跃都注入我们所有的能量，用100%的技能，去将那1%的不可能变为可能。呼吸、意识和身体一起流动，自己和搭档一起流动，忘却时间、空间和一切外在，去享受主动、掌控、顺畅所带来的满足。

本书中收录了不同级别的双人瑜伽体式，以适应不同水平的习练者。根据体式特性和难易程度科学编排动作顺序，练习逐步深入，挑战不断升级。科学安全的练习方法永远是追求"心流"的保障。

 ### 1.2.5　双人瑜伽的安全

免责声明：本书中有很多高难度体式并不适合每个人，您需要对自己的身体安全负责。练习之前最好咨询医生，了解自己的身体极限，有选择地练习。本书对双人瑜伽体式作了详细的讲解，您需要按照指导练习，最好在专业的老师指导下练习，尝试任何动作一定要有保护。我们建议您永远把安全放在第一位，任何时候有疼痛、头晕等不适感，应该立即停止练习。

本书作者、出版社对习练者在练习过程中产生的损失和损害不承担责任。

安全是双人瑜伽的保障。安全地练习，让我们能更好地去体会双人瑜伽的乐趣。始终把安全放在第一位，提前做好安全防范，可以避免不必要的伤害。

- 选择有足够空间的练习场地。双人瑜伽需要比单人瑜伽更大的练习空间。可以选择更厚、更大的瑜伽垫，转移所有尖锐的、容易造成伤害的物品。
- 选择舒适的着装。双人瑜伽服装需简洁，避免多余的装饰，紧身的瑜伽服更方便和搭档建立连接。卸下不必要的首饰，耳朵、脖子、手腕等部位都有可能和搭档建立连接，首饰会对自己和搭档造成伤害。修好指甲，双人瑜伽通过双手和双脚与搭档建立连接，长指甲会造成伤害。
- 充分热身。练习之前，足够的热身可以帮助我们更从容地完成动作，而且减少肌肉伤害。
- 在有保护的前提下练习。原则上所有动作练习都应有保护，尤其是在尝试新动作的时候，一定要在专业的保护下练习。没有人可以做到100%安全，哪怕10000次练习只有1次可能受伤，这仅有的一次就可能造成很严重的伤害。所以我们要避免一切伤害。
- 不盲目尝试新动作。在练习一个新动作之前，我们要掌握动作的技巧，并在专业指导下练习。每一个新动作都需要充分的力量和柔韧性支持，不盲目尝试能力范围以外的动作。
- 练习结束后，进行必要的身体放松。

## 1.2.6  双人瑜伽的禁忌

- 饮食后至少要过3小时方可练习。
- 高血压、低血压、心脏病、传染病、哮喘病等重大疾病患者禁止练习；生理期、孕期等特殊群体需在得到医生或教练建议之后选择性地练习。

# 1.3　三个角色

## 1.3.1　支撑者

　　支撑者是双人瑜伽艺术的基础，基础越稳定，被支撑的人就越容易感受到乐趣。支撑者对飞行者的安全负最根本的责任。他们随时观察飞行者的安全，并对其负责。要想成为一个稳定的基础需要花较长的时间，培养自身的控制能力和稳定性。一旦你成功了，就会给飞行者安全感，并让飞行者更从容、自由地完成动作。

## 1. 支撑者的特点

- 敏感性：作为支撑者最重要的特点是，要具备倾听的能力，知道什么是与飞行者互动的最有效的方法，并及时对飞行者提供的信息进行反馈。

- 力量：始于意识，流动于全身。

- 稳定性：用技巧和骨头来支撑飞行者重量，用肌肉控制来确保稳定性。

- 提供信心：飞行者可以从支撑者的稳定性或说话的语气中感受到信心。

- 安全：支撑者需要了解自己与飞行者的身体情况，在保证双方安全的前提下完成动作。

- 冷静：具备快速反应的能力，但不能过度反应。在交流和移动的过程中保持头脑清醒。

- 值得信任：当飞行者越来越信任支撑者时，支撑者要尊重这种信任，并把飞行者的安全放在所有工作的首位。

- 脚踏实地：真正与地面连接，从地面上获得强有力的支撑，并把这种支撑传递给飞行者。

- 耐心：力量只有在合适的时候使用才会产生作用。有经验的支撑者知道耐心地等待合适的时间用力。

◎ 充满力量：当飞行者需要支持的时候，基础者必须能清楚地、快速地、有信心地给飞行者力量。

## 2. 支撑者的禁忌

◎ 不交流；　　　　◎ 含糊地交流；　　　　◎ 屏气；

◎ 专注度不够；　　◎ 缺乏同情心；　　　　◎ 用肌肉代替骨头发力；

◎ 胳膊或腿弯曲；　◎ 突然地发力、移动；　◎ 过度纠正；

◎ 没有保护的时候把飞行者摔下来。

## 1.3.2　飞行者

飞行者是双人瑜伽艺术的表演者，他们把双人瑜伽的力量和柔韧完美地演绎出来。飞行者需要冒险，并且无条件相信支撑者。随着时间的推移，飞行者要经历一个大跨度的身体变化，从最初被动的、基础的飞行，到后期和搭档完成的近似于杂技难度的动作。随着飞行者越来越平稳，在完成基础动作的同时，加入更多流畅性和情感表达的元素，让双人瑜伽更具表演性、艺术性。

## 1. 飞行者的特点

◎ 整体性：飞行者应具备把全身收紧成一个整体、从内到外的强大的肌肉控制能力。

◎ 信任：向支撑者和保护者妥协的能力，相信他们能做好自己的工作，并保证自己的安全。

◎ 柔韧性：飞行者的柔韧性越好，就会越有表现力，更多转换动作做起来就越容易和舒服。

◎ 勇气：自我信任让飞行者可以完成更有挑战性的动作。

◎ 更高的力量/体重比率：飞行者不需要非常强壮，而是在相对体重下，更有力量。与其拥有沉重的肌肉，不如有轻盈而有力量的肌肉，以及更高的力量/体重比率。

- 流畅、有控制地移动：飞行者流畅、有控制的移动方式，更有利于支撑者及时作出反应，更有利于相互配合。

- 静止和移动体式中的优雅：最好的飞行者总是具备在运动中保持优雅的特质。前面提到的飞行者应具备的所有特点都会帮助飞行者在运动中变得更优雅美丽。

## 2. 飞行者的禁忌

- 不愿意交流，尝试自己控制平衡；
- 恐惧；
- 突然调整体式；
- 不信任；
- 屏气；
- 僵硬；
- 弯曲或松散身体。

### 1.3.3 保护（者）

## 1. 保护概述

保护是双人瑜伽练习的安全保障。作为保护者，应该随时保持注意力集中，充满力量地去保护练习者。保护者最好是已经具备双人瑜伽技巧的人。

在成为保护者之前必须具备以下条件：

- 毫无疑问，你了解这个动作的所有技巧。
- 毫无疑问，你了解被保护者的特点。
- 毫无疑问，你具备足够的专注度，可以随时对被保护者的信息作出反应。

保护是支撑者和飞行者的黏结剂，就像是支撑者和飞行者的另一双眼睛，可以看到他们看不到的东西；就像是双人瑜伽的执行者，为平稳的练习提供建议。好的保护可以增强习练者的信心，激发习练者尝试新动作的潜能。

在保护过程中，保护者应保持脊柱挺直，手法轻柔，并随时注意飞行者的运动方向，对潜在的危险作出预判，及时作出保护反应。

## 2. 保护的几个阶段

（1）有力量的手法保护：适合初学者，自己完成动作困难，需要保护提供帮助。

（2）轻柔的手法保护，"Hot potato"：双手轻放在需保护位置，提供很小的力量支持，让飞行者更能感受自己的动作，自主完成动作。

（3）安全保护：适合有较好双人瑜伽基础者，保护者完全不接触飞行者，只在飞行者可能掉落的方向，需要的时候给予保护。

## 3. 保护的特点

- 高专注度；
- 好的位置；
- 稳定性；
- 力量；
- 速度；
- 敏感性。

## 4. 保护的禁忌

- 中断注意力；
- 关注错误的地方；
- 辅助太多；
- 辅助不够；
- 远离飞行者。

## 5. 保护的技巧和原则

- 注意力永远集中于你需要保护的对象。如果你的眼神远离飞行者一秒钟，不好的事情都有可能会发生。
- 找到你能提供有效保护的最佳位置：采取跪姿、开放式站姿；站在飞行者的旁边、前侧、后侧等。
- 简单的保护，更能让飞行者产生独自完成动作的意识。

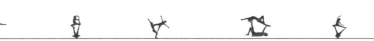

# 1.4　手脚握法

　1.4.1　手和手的握法

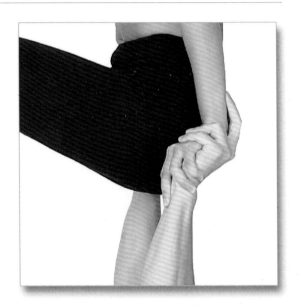

杂技
握法

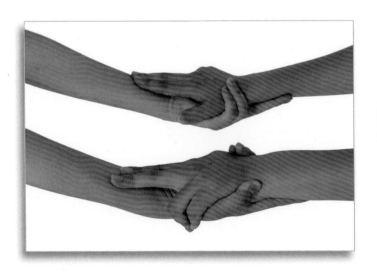

掌心
握法

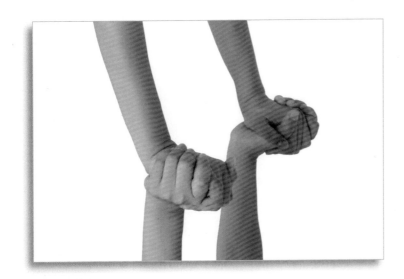

虎口
握法

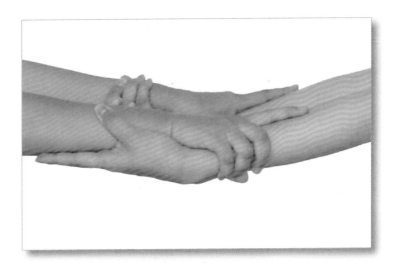

小臂
握法

1.4.2 手和脚的握法

手脚握法

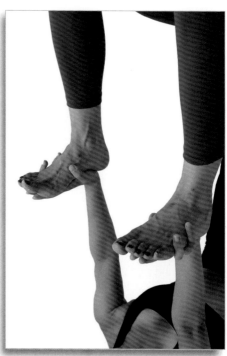

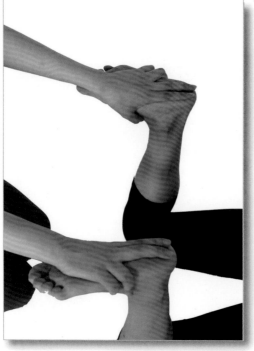

手脚握法

### 1.4.3 手和肩的握法

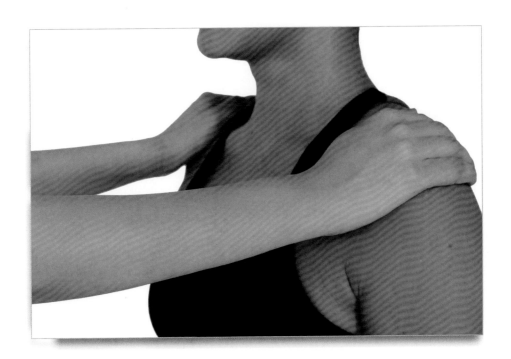

手肩
握法

### 1.4.4 手和骨盆 / 脚和肩 / 脚和胯的连接

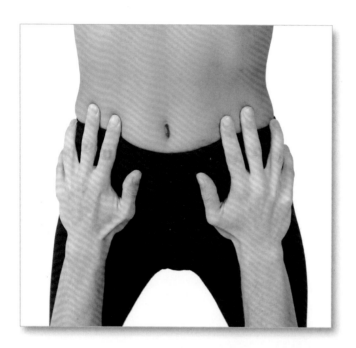

手和骨盆的连接

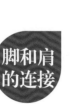

脚和肩的连接

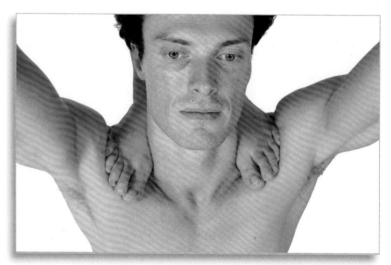

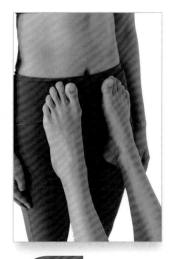

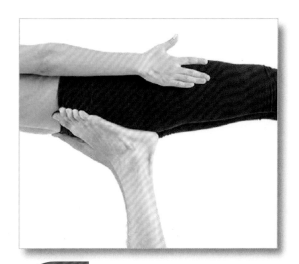

脚和胯正
面连接

脚和胯背
面连接

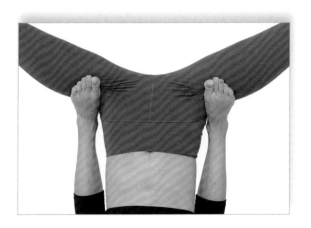

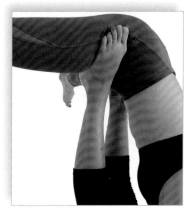

脚和胯侧
面连接

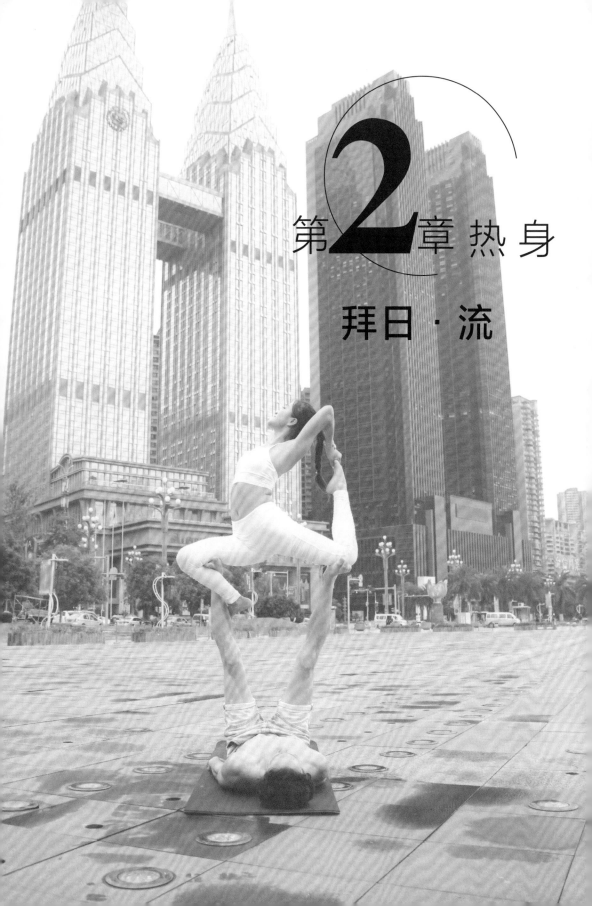

第2章 热身

拜日 · 流

# 2.1 拜日

 2.1.1 拜日 A

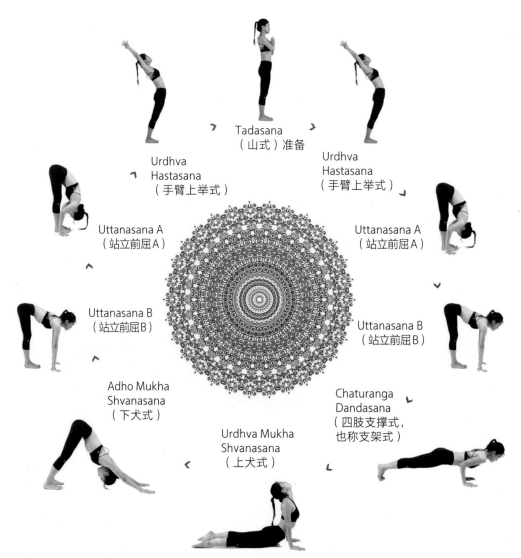

Tadasana
（山式）准备

Urdhva
Hastasana
（手臂上举式）

Urdhva
Hastasana
（手臂上举式）

Uttanasana A
（站立前屈A）

Uttanasana A
（站立前屈A）

Uttanasana B
（站立前屈B）

Uttanasana B
（站立前屈B）

Adho Mukha
Shvanasana
（下犬式）

Chaturanga
Dandasana
（四肢支撑式，
也称支架式）

Urdhva Mukha
Shvanasana
（上犬式）

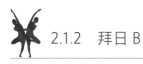

## 2.1.2 拜日 B

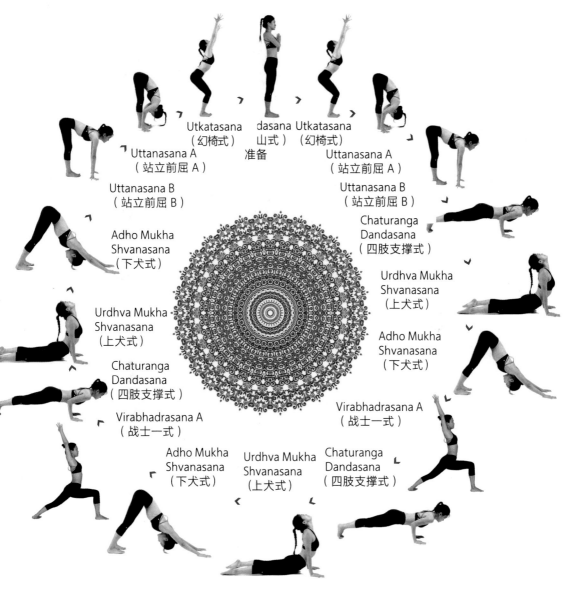

Utkatasana
（幻椅式）

dasana
山式）
准备

Utkatasana
（幻椅式）

Uttanasana A
（站立前屈 A）

Uttanasana A
（站立前屈 A）

Uttanasana B
（站立前屈 B）

Uttanasana B
（站立前屈 B）

Adho Mukha
Shvanasana
（下犬式）

Chaturanga
Dandasana
（四肢支撑式）

Urdhva Mukha
Shvanasana
（上犬式）

Urdhva Mukha
Shvanasana
（上犬式）

Adho Mukha
Shvanasana
（下犬式）

Chaturanga
Dandasana
（四肢支撑式）

Virabhadrasana A
（战士一式）

Virabhadrasana A
（战士一式）

Adho Mukha
Shvanasana
（下犬式）

Urdhva Mukha
Shvanasana
（上犬式）

Chaturanga
Dandasana
（四肢支撑式）

# 2.2 热身流

①

Padangusthasana
（前屈体式）

②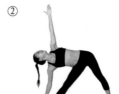

Utthita
Trikonasana
（三角伸展式）

③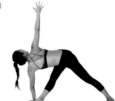

Parivritta
Trikonasana
（三角扭转式）

④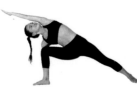

Utthita
Parsvakonasana
（三角侧伸展式）

⑤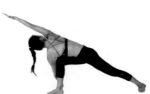

Parivritta
Parsvakonasana
（三角扭转伸展式）

⑥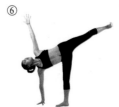

Ardha
Chandrasana
（半月式）

⑦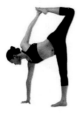

Ardha Chandra
Chapasana
（单腿弓式）

⑧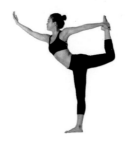

Natarajasana
（舞王式）

⑨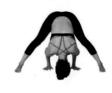

Prasarita
Padottanasana A
（双角式 A）

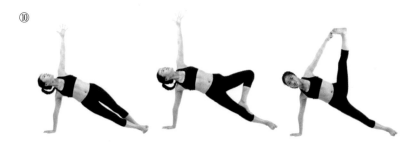

Vasisthasana A,B,C（侧板式 A、B、C）

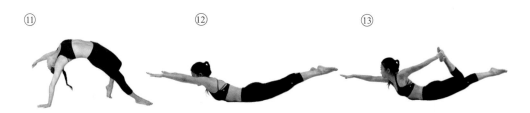

Camatkarasana
（狂野式）

Ardha Salabhasana
（半蝗虫式）

Ardha Dhanurasana
（半弓式）

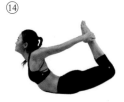
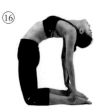

Dhanurasana
（弓式）

Balasana
（婴儿式）

Ustrasana
（骆驼式）

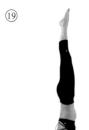
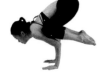

Bakasana
（鹤禅式，也称起重机式）

Bakasana（easy）
（鹤禅式简易版）

Salamaba Sirsasana A
（支撑头倒立式 A）

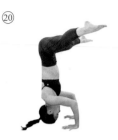

20

Salamaba Sirsasana B
（支撑头倒立式 B）

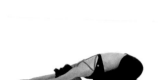

21

Utthita Balasana
（婴儿伸展式）

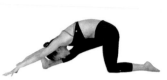

22

Ardha Hanumanasana
（半神猴式）

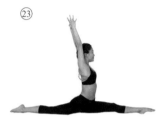

23

Hanumanasana
（神猴式）

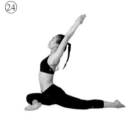

24

（Ardha/Salamba）
Kapotasana
（半鸽子式）

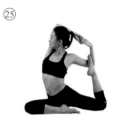

25

Raja Kapotasana
（鸽王式）

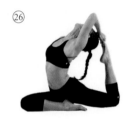

26

Eka Pada Raja Kapotasana
（单腿鸽王式）

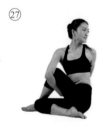

27

Ardha Matsyendrasana
（半脊柱扭转式）

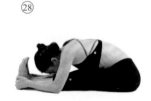

28

Paschimottasana
（坐式前屈）

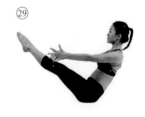

29

Navasana
（船式）

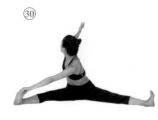

30

Uthitta Parivritta Konasana
（侧角式）

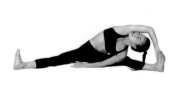

31

Parivritta Konasana
（扭转三角式）

㉜

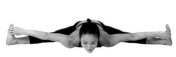

Upavishta
Konasana A
（束角坐式 A）

㉝

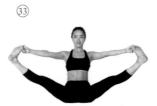

Upavishta
Konasana B
（束角坐式 B）

㉞

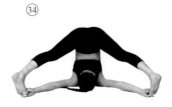

Supta Konasana
（双角犁式）

㉟

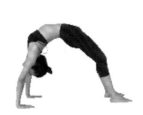

Urdhva
Dhanurasana A
（轮式 A）

㊱

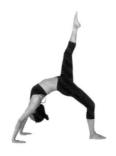

Urdhva
Dhanurasana B
（轮式 B）

㊲

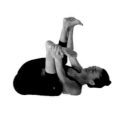

Ananda Balasana
（快乐婴儿式）

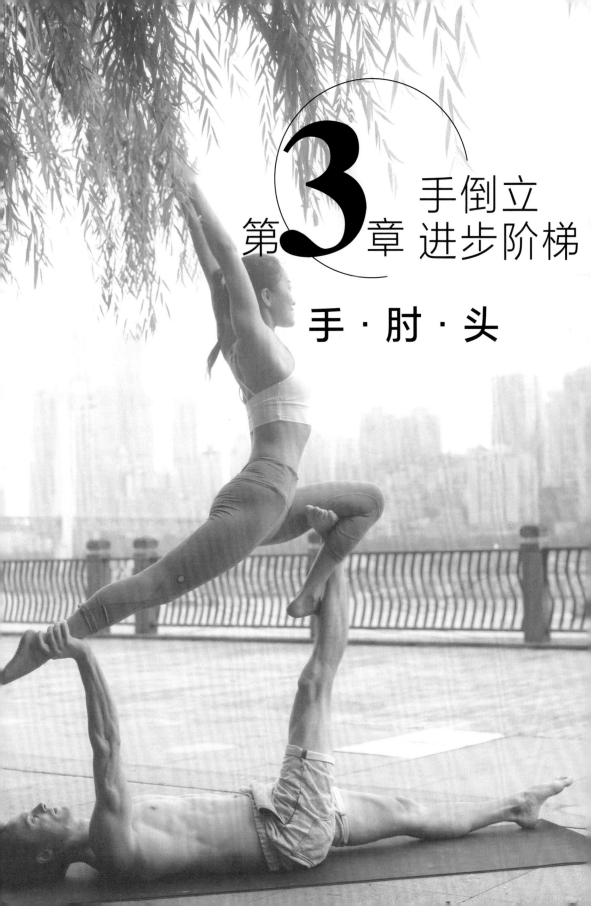

# 第 **3** 章 手倒立 进步阶梯

## 手 · 肘 · 头

# 3.1 头倒立

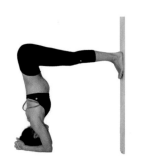 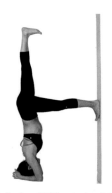

❶ 面对墙,小臂落地,十指交叉,手肘与肩膀同宽,头落中间。

❷ 核心用力,双腿与墙呈90°角,保持10次呼吸的时间。

❸ 单腿向上,保持10次呼吸的时间,换腿。

❹ 双腿慢慢落地。

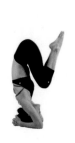 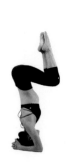 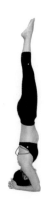 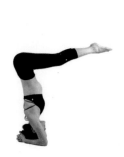

❶ 十指交叉,小臂落地,手肘与肩膀同宽,头落中间,伸直双腿向前,直到骨盆在肩膀正上方。

❷ 一个膝盖靠近胸腔,找到平衡点,再将另一个膝盖靠近胸腔。

❸ 伸直脊柱,双腿向上伸直并拢,保持10次呼吸的时间。

❹ 双腿慢慢落到90°的位置,保持10次呼吸的时间。

❺ 双腿慢慢落地。

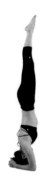
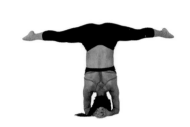

❶ 十指交叉，小臂落地，手肘与肩膀同宽，头落中间，收紧核心，向两侧打开双腿到水平。

❷ 慢慢将双腿向上伸直。

❸ 回到水平分腿。

❹ 重复6次。

## 3.2　三角头倒立

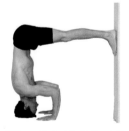
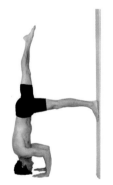

❶ 面对墙，头和双手呈三角形落地。

❷ 核心用力，双腿与墙呈90°角，保持10次呼吸的时间。

❸ 单腿向上，保持10次呼吸的时间，换腿。

❹ 双腿慢慢落地。

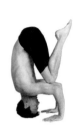 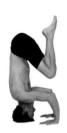 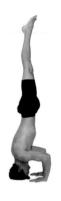 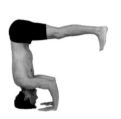

❶ 头和双手呈三角形落地，伸直双腿向前走，直到骨盆在肩膀正上方。

❷ 一个膝盖靠近胸腔（可将膝盖放手肘上），找到平衡点，再将另一个膝盖靠
　　近胸腔，伸直脊柱，保持 10 次呼吸的时间。

❸ 双腿伸直向上到竖直，保持 10 次呼吸的时间。

❹ 双腿慢慢落到与墙呈 90°角，保持 10 次呼吸的时间。

❺ 双腿慢慢落地。

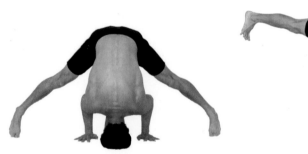 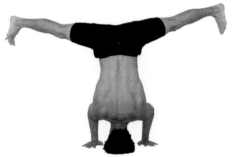

❶ 从三角前屈式开始，完全收紧核心，重心落到头、手，双腿慢慢向上，直到
　　水平。

❷ 双腿继续向上到竖直并拢。

❸ 回到水平分腿。

❹ 重复 6 次。

# 3.3 孔雀起舞式

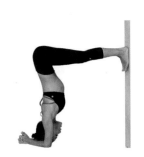
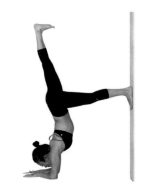

❶ 面对墙，小臂落地，十指交叉，手肘与肩膀同宽，头落中间。

❷ 核心用力，双腿与墙呈90°，保持10次呼吸的时间。

❸ 单腿向上，保持10次呼吸的时间，换腿。

❹ 双腿慢慢落地。

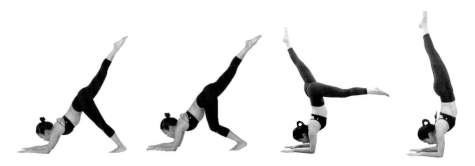

❶ 开始可以靠墙练习，剪刀腿上跳，双脚靠墙，双臂用力推直到双脚离墙。

❷ 双脚放松靠墙，重复6次。

❸ 完成后双腿依次向下落地。

❹ 靠墙练习稳定后，尝试离墙练习。

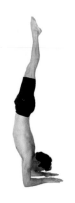
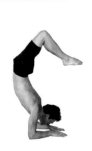

❶ 剪刀腿上跳，双腿并拢，双臂用力推，直到身体竖直，双腿用力夹紧。

❷ 臀部收紧，尽量后弯，弯曲膝盖，看前方，保持 10 次呼吸的时间。

❸ 双腿依次落地。

# 3.4  手倒立

发力肌肉：腿部、臀部、腹肌 ( 收腹收束法 )。

要点：眼睛注视双手腕中点，双臂用力推到肩膀打开。

放松：颈部肌肉。

平衡控制：十指。

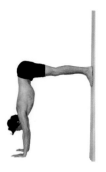
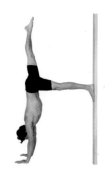

❶ 面对墙，双手与肩同宽落地。

❷ 双臂用力推到肩膀打开，双腿与
　 墙呈 90° 角，保持 10 次呼吸。

❸ 单腿向上，保持 10 次呼吸的时间，
　 换腿。

❹ 双腿慢慢落地。

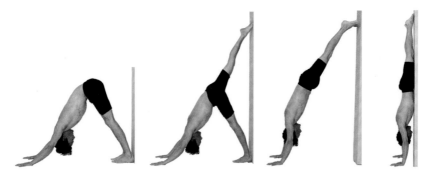

① 面对墙，从下犬式开始，单腿向上。

② 完全收紧核心，另一条腿向上。

③ 双手尽可能靠近墙壁，双臂用力推到肩膀打开，保持 10 次呼吸的时间。

④ 慢慢远离墙壁，双腿落地。

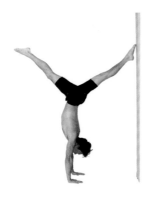

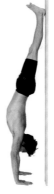

① 双手离墙 80 cm 左右落地。

② 剪刀腿上跳到手倒立。

③ 前腿向下用力，直到后腿离墙。

① 双手与墙一个手掌距离落地。

② 向上跳到手倒立，双腿并拢，收紧核心。

③ 双臂用力推到肩膀打开，身体离开墙壁。

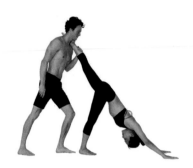

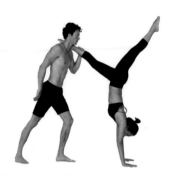

❶ 从单腿下犬式开始。

❸ 将另一条腿向上抬起，找到平衡点。

❷ 保护者将习练者的脚放到自己肩上。

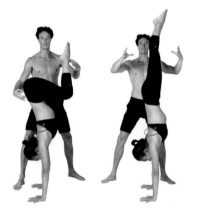

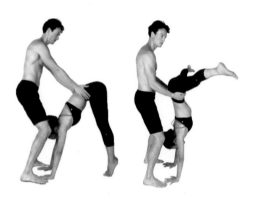

• 在有保护的情况下，屈腿跳到手倒立。

• 在有保护的情况下，分腿跳到手倒立。

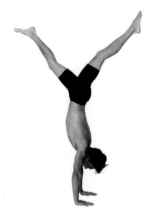

• 在有保护的情况下，剪刀腿跳到手倒立。

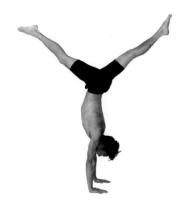

- 不用保护，剪刀腿跳到手倒立。

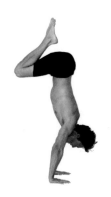

- 不用保护，屈腿跳到手倒立。

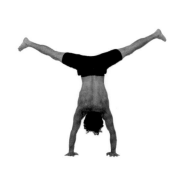

- 不用保护，分腿跳到手倒立。

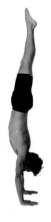

- 采用屈腿、剪刀腿、分腿跳到自由手倒立，有控制地落下双腿。

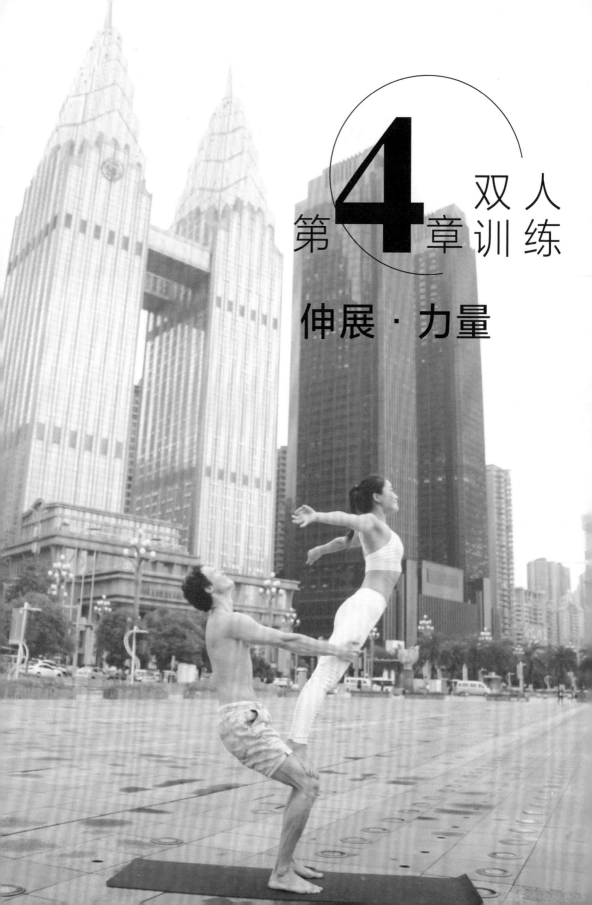

第**4**章 双人训练

伸展·力量

# 4.1 伸展训练

## 4.1.1 站立面对面

### 1. 山式准备式 /Samasthiti

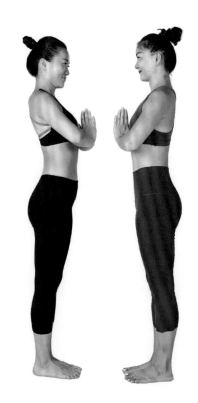

　　动作要点：双腿并拢站立，双脚脚跟和大脚趾相互贴紧，伸展所有脚趾平放于地面；腿部伸直肌肉收紧，膝盖向上提升，收紧臀部，收腹，挺胸，脊柱向上伸展，颈部挺直，身体重量均匀分布在脚掌上。

## 2. 双人胸推 / Chest Press

呼吸：屈肘，身体向前时吸气，双臂用力将身体推回时呼气。

发力肌肉：以胸部、肱三头肌为主，肩部、核心次之。

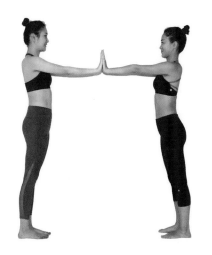

❶ 面对面山式站姿，双脚并拢，大脚趾和脚跟贴紧。手臂向前伸直，合掌。

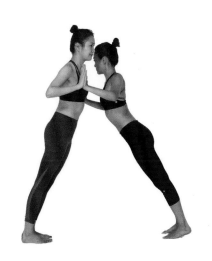

❷ 屈肘，手肘夹紧身体，身体向前，头向右，双臂用力将身体推回到正中。

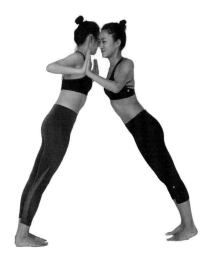

❸ 屈肘，身体向前，头向左，双臂用力将身体推回到正中。

加强练习：屈肘，手肘分开，身体向前，头向右，双臂用力将身体推回到正中；屈肘，手肘分开，身体向前，头向左，双臂用力将身体推回到正中。

### 3. 站立猫伸展式 / Standing Cat Cow

呼吸：胸腔向上打开时吸气，含胸弓背时呼气。

肌肉：加强斜方肌、肩部、背部肌肉、核心肌肉、脊柱的活动性。

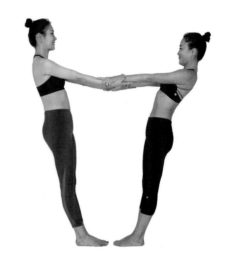

❶ 面对面山式站姿，双脚并拢，脚尖靠近；双手采用小臂握法，身体呈板式（核心收紧，身体挺直呈直线）向后直到双臂伸直，保持双臂的对抗力。

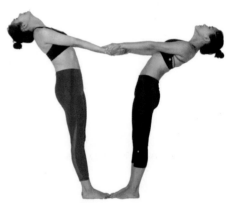

❷ 胸腔向上打开，头向后，骨盆向前用力。

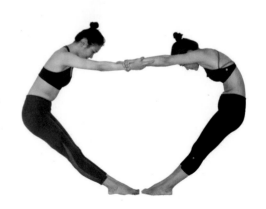

❸ 含胸弓背，低头，骨盆向后用力。

## 4. 深蹲 / Squat

呼吸：下蹲时吸气，起身时呼气。

发力肌肉：主要为腿部、臀部、核心肌肉，竖脊肌次之。

注意：屈膝下蹲时，膝盖始终不超过脚尖；膝盖受伤者遵照医嘱练习。

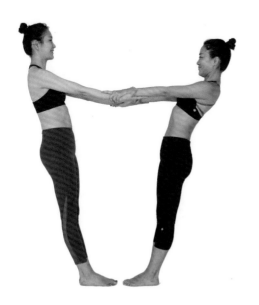

❶ 面对面山式站姿，双脚并拢，脚尖靠近；双手采用小臂握法，身体呈板式向后直到双臂伸直，保持双臂的对抗力。

❷ 屈膝向下蹲，直到大腿水平，小腿保持竖直。双腿发力起身还原。

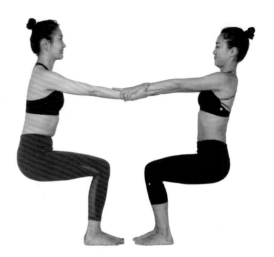

### 5. 盘腿深蹲 / Standing Glute Stretch

呼吸：单侧练习，保持 5~10 次呼吸的时间。

发力肌肉：主要为腿部、臀部、核心、竖脊肌次之。

注意：屈膝下蹲时，膝盖始终不超过脚尖；膝盖受伤者遵照医嘱练习。

❶ 面对面山式站姿，双脚并拢，脚尖靠近；双手采用小臂握法，身体呈板式向后直到双臂伸直，保持双臂的对抗力。

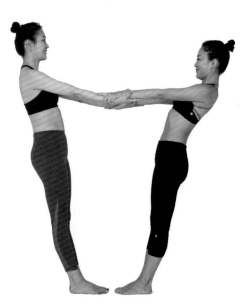

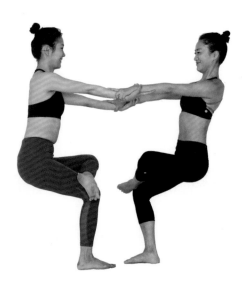

❷ 屈膝向下蹲，直到大腿水平，小腿保持竖直；重心落到右腿，将左脚放于右膝上。

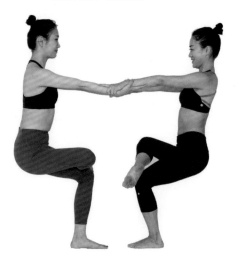

❸ 起身换腿练习。始终保持背部挺直，核心收紧，骨盆稳定。

## 6. 单腿深蹲 / Single Leg Squat

呼吸：单侧练习，保持 5~10 次呼吸的时间。

发力肌肉：主要为腿部、臀部、核心、竖脊肌次之。

注意：屈膝下蹲时，膝盖始终不超过脚尖；膝盖受伤者应遵照医嘱练习。

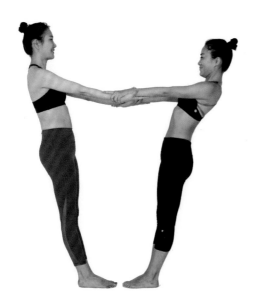

❶ 面对面山式站姿，双脚并拢，脚尖靠近；双手采用小臂握法，身体呈板式向后直到双臂伸直，保持双臂的对抗力。

❷ 屈膝向下蹲，直到大腿水平，小腿保持竖直；重心落到右腿，将左腿向前水平伸直；起身换腿练习。始终保持背部挺直，核心收紧，骨盆稳定。

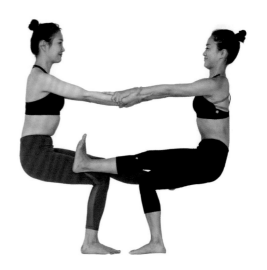

### 7. 单腿深蹲变式 / Single Leg Squat Variation

呼吸：单侧练习，保持 5~10 次呼吸的时间。

发力肌肉：主要为腿部、臀部、核心、竖脊肌次之。

注意：屈膝下蹲时，膝盖始终不超过脚尖；膝盖受伤者应遵照医嘱练习。

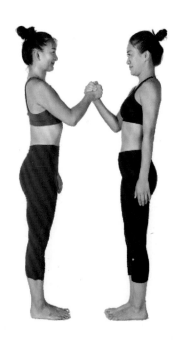

❶ 面对面山式站姿，双脚并拢；右手相握。

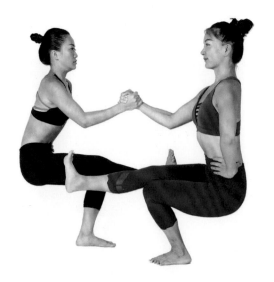

❷ 屈膝，右腿向前伸直，搭档始终提供手臂对抗力；起身换腿练习。

## 8. 跨步蹲 / Lunges

呼吸：深蹲时吸气，起身时呼气。

发力肌肉：主要为股四头肌、臀大肌，核心次之。

注意：屈膝下蹲时，膝盖始终不超过脚尖；膝盖受伤者应遵照医嘱练习。

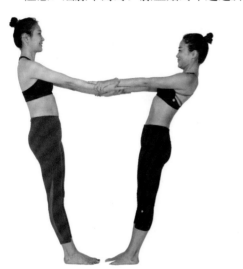

❶ 面对面山式站姿，双脚并拢，脚尖靠近；双手采用小臂握法，身体呈板式向后直到双臂伸直，保持双臂的对抗力。

❷ 屈膝，右腿向后一大步深蹲。

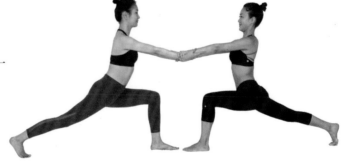

❸ 右腿向前与左腿并拢，屈膝，左腿向后深蹲；左腿向前与右腿并拢。始终保持背部挺直，核心收紧，骨盆稳定。

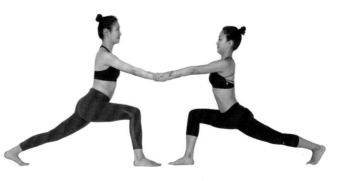

## 9. 直角开肩 / Heart Opening

呼吸：每个动作保持 5~10 次自然呼吸的时间。

发力肌肉：胸部、肩部、背部及大腿后侧肌肉。

注意：充分收紧双臂、双腿肌肉，避免肘关节、膝关节超伸。

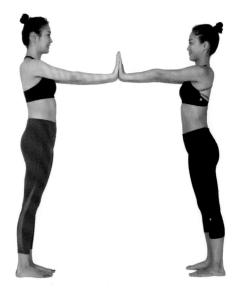

❶ 面对面山式站姿，双脚打开与骨盆同宽，双手掌心向前合在一起。

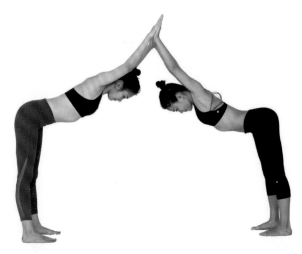

❷ 双臂向上，双脚后退直到后腰水平，收紧核心，保持双腿竖直，大腿肌肉收紧，减少膝盖压力；伸直手臂，双手始终用力推。

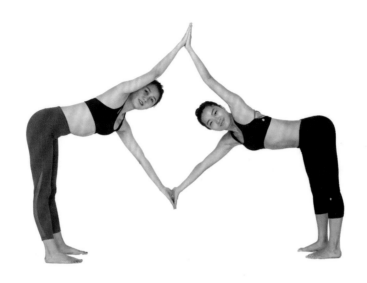

❸ 保持左臂不动，右臂向下，上半身向左转身。

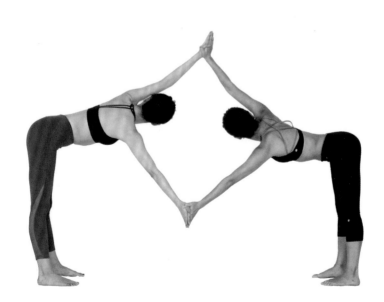

❹ 右臂还原向上，左臂向下，上半身向右转身；左臂向上，慢慢起身。

## 10. 舞式 / Dancer

呼吸：单侧练习，保持 5~10 次呼吸的时间。

发力肌肉：主要为腿部、臀部、竖脊肌、腹部（核心）、胸部、肩部，拉伸腿部肌肉，提高平衡能力，减少背部脂肪，美化背部线条。

注意：充分收紧腿部肌肉，避免膝关节超伸。

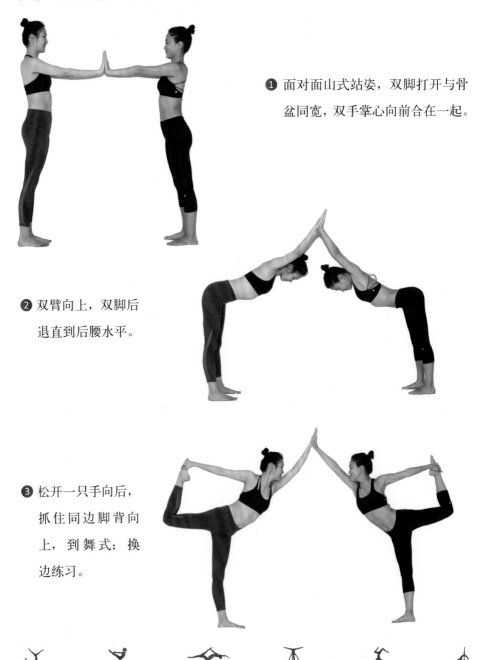

❶ 面对面山式站姿，双脚打开与骨盆同宽，双手掌心向前合在一起。

❷ 双臂向上，双脚后退直到后腰水平。

❸ 松开一只手向后，抓住同边脚背向上，到舞式；换边练习。

## 11. 战士三式 / Warrior III

呼吸：单侧练习，保持 5~10 次呼吸的时间。

发力肌肉：主要为腿部、臀部（臀大肌），竖脊肌、肩部、核心次之。

注意：收紧核心，避免塌腰；充分收紧腿部肌肉，避免膝关节超伸。

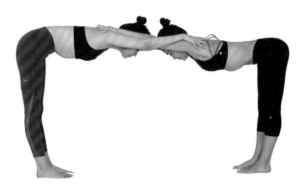

❶ 面对面山式站姿，双脚打开与骨盆同宽，双手放于搭档双肩。上半身前倾，双脚后退，直到上半身水平。收紧核心，保持双腿竖直，大腿肌肉收紧，减小膝盖压力。

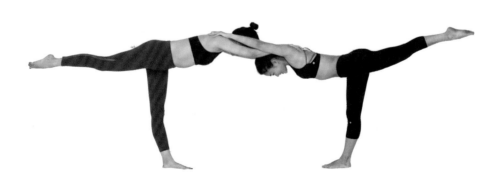

❷ 重心落到左腿上，慢慢抬起右腿，水平向后伸直；落下右腿，慢慢抬起左腿，水平向后伸展。

## 12. 树式平衡 / Arm Wrestling

呼吸：保持自然的呼吸。

发力肌肉：核心、腿部、肱二头肌、肩部。

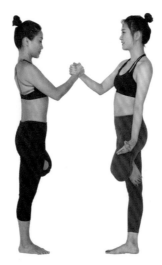

❶ 面对面山式站姿，右手相握，手肘自然弯曲；重心落到右腿上，左脚踩在右大腿内侧，左膝外展；右臂给搭档不同方向的力，同时在搭档不同方向的力作用下，保持身体平衡稳定。

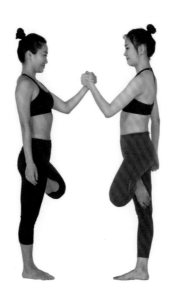

❷ 换手练习。

## 4.1.2　站立侧面

### 1. 树式 / Tree Pose

呼吸：单侧练习，保持 5~10 次呼吸的时间。

发力肌肉：主要为核心、腿部，肩部次之。

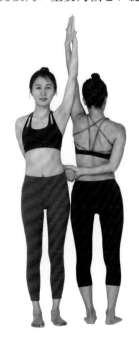

❶ 背对背山式站姿，身体左侧靠近，
右手绕过后腰握住搭档右手。

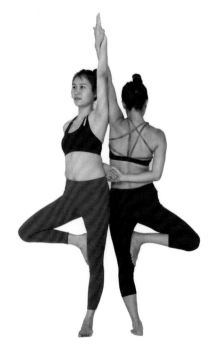

❷ 左臂伸展向上握住搭档左手，右
脚紧贴左大腿内侧。

❸ 慢慢落下右脚，松开双手，同时
转身向后，身体右侧靠近；左手
绕过后腰握住搭档左手，右手伸
展向头顶握住搭档右手；左脚紧
贴右大腿内侧。

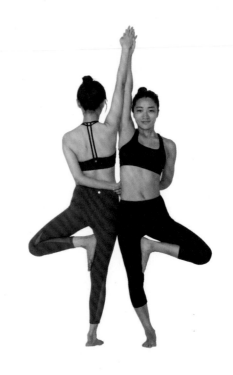

## 2. 树式侧展 / Palmtree

呼吸：挺直后背时吸气，上半身向外伸展时呼气。单侧练习保持 5~10 次呼吸的
时间，换到另一侧练习，同样保持 5~10 次呼吸的时间。

发力肌肉：主要为核心、腿部，斜方肌、髂肌次之。

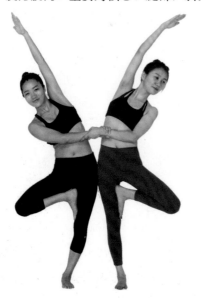

保持并排山式站姿，身体靠近，外
侧双手相握，内侧手臂向上伸展，外侧
脚贴紧内侧大腿根部，上半身向外伸展；
两人交换位置练习。

### 3. 站立手抓大脚趾 / Extended Hand To Toe Pose

呼吸：单侧练习，保持5~10次呼吸的时间。

发力肌肉：主要为腿部、腰肌，肩部次之。

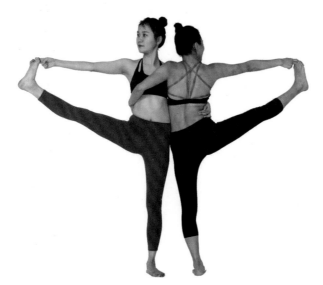

❶ 保持背对背山式站姿，身体左侧靠近，左臂抱住搭档腰部；屈右膝，右手抓住右脚大脚趾，伸直右腿向旁边打开；落下右腿，转身换腿练习另一侧。

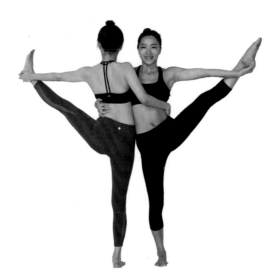

❷ 保持背对背山式站姿，身体左侧靠近，左臂抱住搭档腰部；屈右膝，右手抓住右脚跟，伸直右腿向旁边打开；落下右腿，转身换腿练习。

### 4.1.3 站立背对背

#### 1. 山式扭转 / Mountain Twist

呼吸：手臂打开伸展时吸气，扭转时呼气。单侧扭转，保持 5~10 次呼吸的时间。

发力肌肉：腹部。

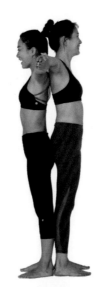

❶ 保持背对背山式站姿，脚跟、后背贴紧；双臂两侧水平伸展，掌心合在一起。

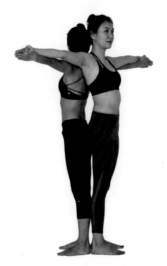

❷ 骨盆以下位置保持稳定不动，上半身扭转向右。

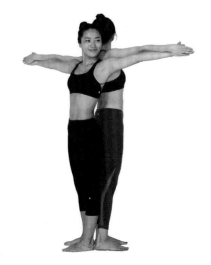

❸ 还原到正中，再扭转向左。

## 2. 心形开肩式 / Heart Shape

呼吸：山式站姿吸气，身体前倾呼气，并保持自然呼吸 5~10 次的时间。

发力肌肉：肩部、腹部、臀部。

保持背对背山式站姿，脚跟、后背贴紧，双手与搭档双手相握；身体保持斜板前倾，找到与搭档的对抗力，双臂充分伸展后，找到平衡；臀部收紧，用力骨盆向前。

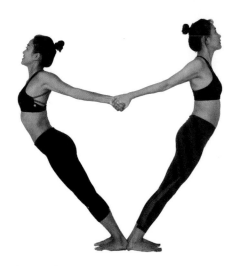

加强练习：脚跟悬空，头向后，看上方。

### 3. 站立脊柱扭转 / Standing Spinal Twist

呼吸：山式站姿时吸气，扭转时呼气；单侧扭转，保持 5~10 次呼吸的时间。

发力肌肉：肩部、背部、胸部、腹部。

❶ 保持背对背山式站姿，双脚打开
与骨盆同宽，与搭档相距一个脚
掌；上半身向右扭转，双手与搭
档双手合掌，保持用力前推。

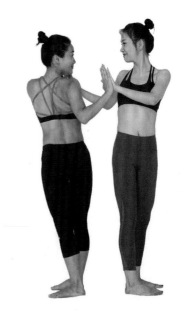

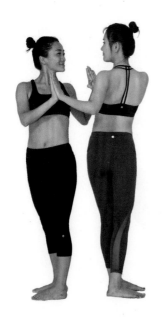

❷ 还原到正中，身体扭转向左，练
习另一侧。

## 4. 背对背深蹲 / B2B Squat

呼吸：单侧练习，保持 5~10 次呼吸的时间。

发力肌肉：主要为腿部、臀部。

注意：屈膝下蹲时，膝盖始终不超过脚尖；膝盖受伤者应遵照医嘱练习。

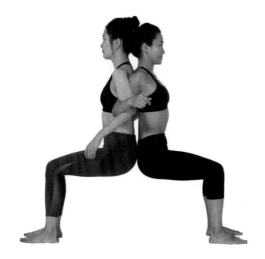

❶ 保持背对背山式站姿，双臂勾住搭档双臂，后背贴紧，保持对抗力；双脚
向前移，屈膝直到大腿水平，小腿竖直。

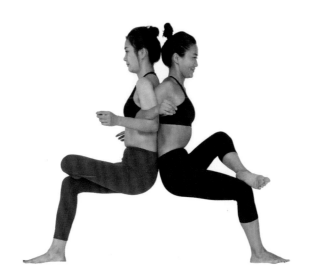

❷ 重心落到右腿上，抬起左脚放在右膝上，交换双腿练习。

### 5. 背对单腿深蹲 / Single Leg B2B Squat

呼吸：单侧练习，保持 5~10 次呼吸的时间。

发力肌肉：主要为腿部、臀部。

注意：屈膝下蹲时，膝盖始终不超过脚尖；膝盖受伤者应遵照医嘱练习。

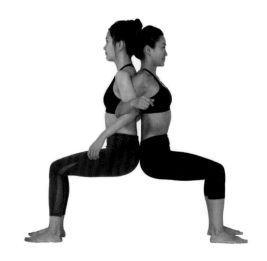

❶ 保持背对背山式站姿，双臂勾住搭档双臂，后背贴紧，保持对抗力；双脚向前移，屈膝直到大腿水平，小腿竖直。

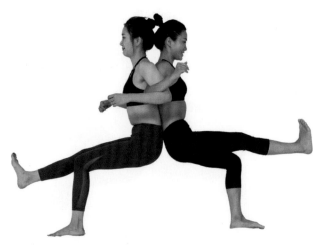

❷ 重心落到右腿上，抬起左腿伸直向前，交换双腿练习。

## 6. 三角式 / Triangle Pose

呼吸：手臂水平伸展时吸气，向侧面伸展时呼气，单侧练习保持 5~10 次呼吸的时间。

发力肌肉：核心肌肉、竖脊肌、腹肌、斜方肌、SCM、臀部、腿部。

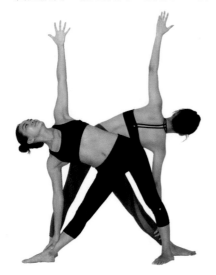

背对背站立，双腿打开两倍肩宽距离，脚尖向右；双臂两侧水平伸展，呼气上半身伸展向右，右手落于右脚踝，左臂伸展向上，眼睛看向左手；还原到正中，脚尖向左，上半身伸展向左，左手落于左脚踝，右臂伸展向上，眼睛看向右手。

## 7. 扭转三角式 / Revolving Triangle Pose

呼吸：手臂水平伸展时吸气，扭转时呼气，单侧练习保持 5~10 次呼吸的时间。

发力肌肉：核心肌肉、竖脊肌、腹肌、斜方肌、SCM、臀部、腿部。

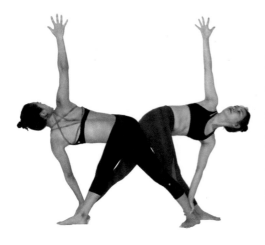

背对背站立，双腿打开两倍肩宽距离，脚尖向右；双臂两侧水平伸展，上半身扭转向右，左手落于搭档左脚踝，右臂伸展向上，眼睛看向右手；还原到正中，脚尖向左，上半身扭转向左，右手落于搭档右脚踝，左臂伸展向上，眼睛看向左手。

## 8. 金字塔式 / Pyramid Pose

呼吸：挺直后背时吸气，向前伸展时呼气，单侧练习保持 5~10 次呼吸的时间。

发力肌肉：臀大肌、腿部（股二头肌、小腿三头肌）。

背对背站立，双腿打开两倍肩宽距离，脚尖向右；上半身扭转向右，向前伸展贴向右腿，双手抓住搭档双手；起身回到正中，上半身扭转向左，向前伸展贴向左腿，双手抓住搭档双手。

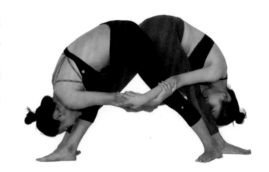

## 9. 伸展式 / Side Stretch

呼吸：单侧练习，保持 5~10 次呼吸的时间。

发力肌肉：核心肌肉、竖脊肌、腹肌、斜方肌、SCM、臀部、腿部。

背对背站立，双腿打开两倍肩宽距离，脚尖向前；双臂水平伸展，上半身向侧面伸展，手落腿上；起身回到正中，上半身伸展向另一侧。

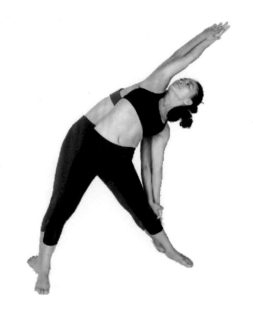

## 10. 战士二式 / Warrior 2

呼吸：单侧练习，保持 5~10 次呼吸的时间。

发力肌肉：开髋、臀大肌、腿部、内收肌、肩部。

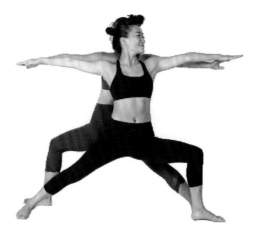

背对背站立，双腿打开 2.5 倍肩宽距离，脚尖向左；手臂两侧平举，屈左膝直到大腿水平，看左手；起身回到正中，脚尖向右，屈右膝直到大腿水平，看右手。

## 11. 侧角伸展式 / Extended Side Angle Pose

呼吸：单侧练习，保持 5~10 次呼吸的时间。

发力肌肉：背部、臀部、腹部、腿部、侧腰。

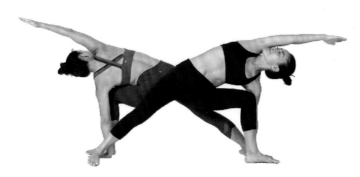

背对背站立，双腿打开 2.5 倍肩宽距离，脚尖向左；手臂两侧平举，屈左膝直到大腿水平，左手落脚外侧，右臂伸展头顶，看上方；起身回到正中，屈右膝直到大腿水平，右手落脚外侧，左臂伸展头顶，看上方。

## 12. 侧角扭转式 / Revolved Side Angle

呼吸：单侧练习，保持 5~10 次呼吸的时间。

发力肌肉：臀大肌、腹部、腿部。

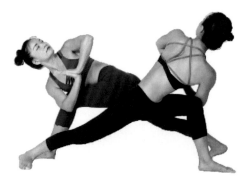

　　背对背站立，双腿打开 2.5 倍肩宽距离，脚尖向左；掌心合十，屈左膝直到大腿水平，上半身扭转向左，右手肘放膝盖外侧，看上方；起身回到正中，屈右膝直到大腿水平，上半身扭转向右，左手肘放膝盖外侧，看上方。

## 13. 侧角扭转伸展式 / Revolved Side Angle Variation

呼吸：挺直后背时吸气，向前伸展时呼气，单侧练习保持 5~10 次呼吸的时间。

发力肌肉：臀大肌、腹部、腿部（股二头肌、小腿三头肌）。

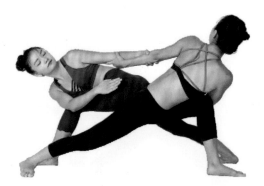

　　背对背站立，双腿打开 2.5 倍肩宽距离，脚尖向左；双臂两侧平举，屈左膝直到大腿水平，上半身扭转向左，左小臂抱右大腿，左手抓住搭档小臂，看上方；起身回到正中，屈右膝直到大腿水平，上半身扭转向右，右小臂抱左大腿，右手抓住搭档小臂，看上方。

## 14. 分腿前屈 / Wide Legged Forward Bend

呼吸：身体前屈，保持 5~10 次呼吸的时间后还原。

发力肌肉：臀大肌、腿后侧。

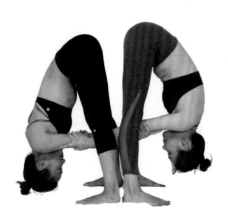

❶ 背对背站立，双脚打开两倍肩宽距离，脚尖向前；双手紧握，借助双臂对抗力，
上半身向前伸展，双手依次穿过双腿中间抓住搭档小臂，保持双臂对抗力，
骨盆慢慢远离搭档。

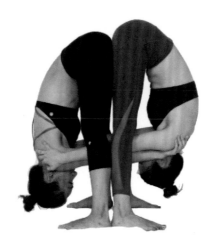

❷ 骨盆慢慢还原贴紧，上半身更多向双腿伸展，双手抓住搭档双肩，保持双腿
伸直，背部挺直。依次松开双臂到双腿外，双手相握，借助双臂对抗力，起
身还原。

## 15. 前屈式 / Forward Bend

呼吸：身体前屈，保持 5~10 次呼吸的时间后还原。

发力肌肉：臀大肌、腿后侧。

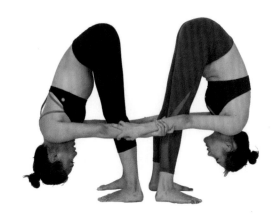

❶ 背对背站立，双脚打开与骨盆同宽，脚跟靠近；双手紧握，借助双臂对抗力，上半身向前伸展，保持双臂对抗力，骨盆慢慢远离搭档。

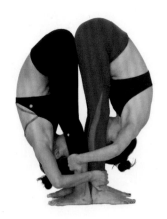

❷ 骨盆慢慢还原贴紧，脚跟贴紧，上半身更多向双腿伸展，双手抓住搭档小腿，保持双腿伸直，背部挺直；双手相握，借助双臂对抗力，起身还原。

## 16. 背篓式 / Back Pack

呼吸：保持 5~10 次呼吸的时间后还原。

发力肌肉：飞行者的股四头肌、腹部。

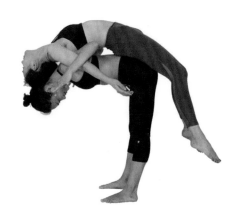

❶ 背对背站立，双腿打开比骨盆略宽，背部贴紧，双臂勾住搭档双臂；屈膝，骨盆低于搭档骨盆，上半身前倾，将搭档背起；飞行者双腿自然垂落，充分伸展身体放松。

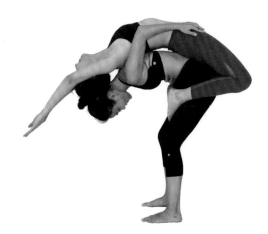

❷ 支撑者微屈双膝，飞行者屈膝，双脚勾住支撑者大腿，伸展双臂向头顶，充分舒展上半身；支撑者双手扶住飞行者髋关节。交换角色进行同样的练习。

4.1.4　坐姿面对面

1. 坐姿猫虎式 / Seated Cat Cow

　　呼吸：胸腔向上打开时吸气，含胸弓背时呼气。

　　发力肌肉：脊柱、斜方肌、肩部、背部肌肉、核心肌肉。

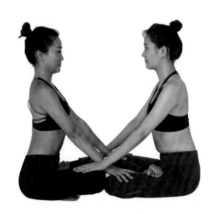

❶ 面对面保持半莲花坐姿，膝盖贴紧。

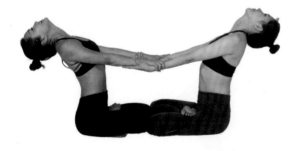

❷ 双手采用小臂握法，背部向后，找到手臂的对抗力；胸腔向上打开，抬头看向上方。

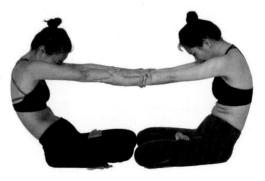

❸ 还原到正中，含胸弓背，低头看向肚脐，还原到正中。

## 2. 坐姿面对面脊柱扭转 / Seated Spinal Twist

呼吸：挺直后背，胸腔打开时吸气，向后扭转时呼气；单侧练习保持 5~10 次呼吸的时间。

发力肌肉：肩部、腹部。

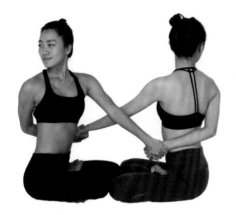

❶ 面对面保持半莲花坐姿，膝盖贴紧；右手绕过后腰，左手向前抓住搭档右手；挺直后背，上半身更多扭转向右。

❷ 还原到正中，左手绕过后腰，右手抓住搭档左手，上半身更多扭转向左，还原到正中。

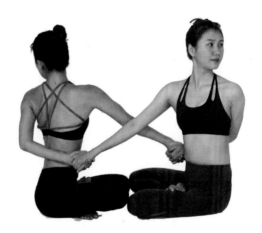

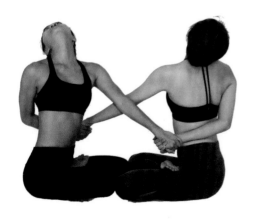

加强练习：采用全莲花坐姿；向后扭转后打开胸腔，抬头看向上方。

### 3. 单腿背部伸展 / Single Leg Forward Bend

呼吸：单侧练习，保持 5~10 次呼吸的时间。

发力肌肉：臀大肌、股二头肌、大腿内收肌。

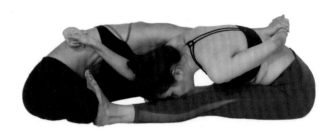

面对面保持坐姿，伸直左腿，右脚贴住左大腿内侧，保持左脚蹬搭档右膝盖；左手绕过后腰，上半身向前伸展，右手抓住搭档左手；还原到正中，进行反侧练习。

### 4. 侧伸展 / Seated Side Stretch

呼吸：单侧练习，保持 5~10 次呼吸的时间。

发力肌肉：臀大肌、股二头肌、大腿内收肌、腹部、背部。

面对面坐姿，伸直左腿，右脚贴住左大腿内侧，保持左脚蹬搭档右膝盖；左手握住搭档左手腕，右臂向左前方伸展，右手抓左脚，上半身向右扭转，眼睛看向右上方；起身，换反侧练习。

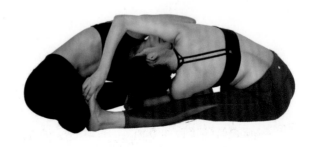

## 5. 石磨式 / Bound Angle Seesaw

呼吸：挺直后背，打开胸腔时吸气，身体前伸展时呼气；每次拉伸停留 5~10 次呼吸的时间。

发力肌肉：臀大肌、股二头肌、大腿内收肌。

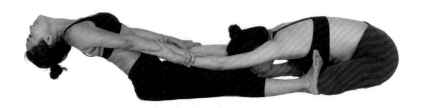

❶ 面对面，一人保持莲花坐姿，另一人伸直双腿，脚蹬搭档双膝；双手采用小臂握法，挺直后背，半莲花坐姿者背部前倾，双腿伸直者背部后倾，胸腔打开，抬头向上。

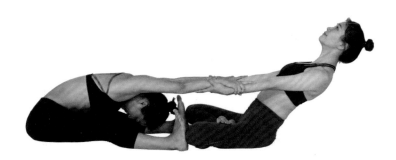

❷ 还原到正中，双腿伸直者背部前倾，半莲花坐姿者背部后倾，胸腔打开，抬头向上；还原到正中，交换角色进行练习。

### 6. 双腿背部伸展 / Forward Fold

呼吸：挺直后背，打开胸腔时吸气，身体前伸展时呼气；每次拉伸停留 5~10 次呼吸的时间。

发力肌肉：臀大肌、股二头肌。

❶ 面对面保持坐姿，双腿伸直并拢，脚心与搭档脚心相贴，双手采用小臂握法；一人上半身前倾，同时另一人后倾。

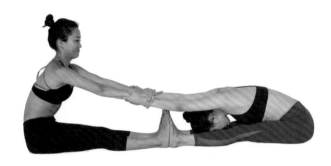

❷ 起身，交换倾斜方向练习。

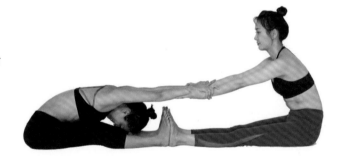

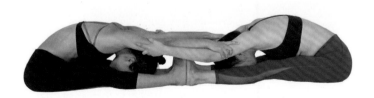

加强练习：起身到正中，两人同时上半身前倾，双手抓住搭档大臂，低头，始终保持双腿伸直，肌肉收紧。

## 7. 仰卧起坐 / Sit Up

呼吸：上半身后躺时吸气，卷腹起身时呼气。

发力肌肉：腹部、腰肌。

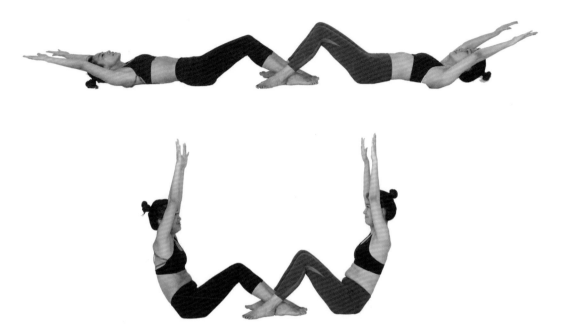

❶ 面对面保持坐姿，屈膝，双脚踩地，脚跟扣住搭档脚跟；手臂伸展向头顶，
上半身后躺落地。

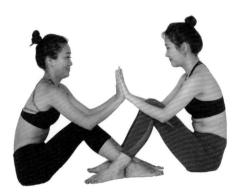

❷ 腹部用力，起身向上，双手与搭档击掌，始终保持核心收紧用力。

## 8. 坐姿摆腿 / Adductor and Abductor

呼吸：腿向外打开时吸气，向内合拢时呼气。

发力肌肉：大腿内收肌、臀中肌、臀大肌。

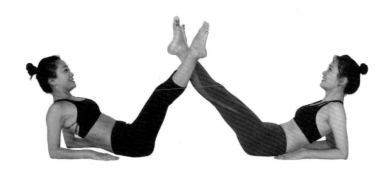

❶ 面对面保持坐姿，上半身后躺，手肘落于肩膀正下方；伸直双腿，脚踝与搭档脚踝交叉；内侧双腿发力将腿分开，外侧双腿提供向内阻力。

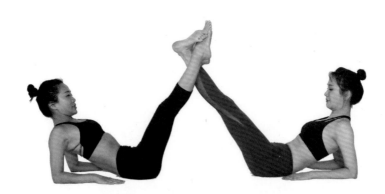

❷ 外侧双腿发力将腿合拢，内侧双腿提供向外阻力；交换双腿位置练习。

## 9. 桥式 / Bridge

呼吸：骨盆向上到最高时，停留 5~10 次呼吸的时间。

发力肌肉：核心肌肉、腹部、臀部。

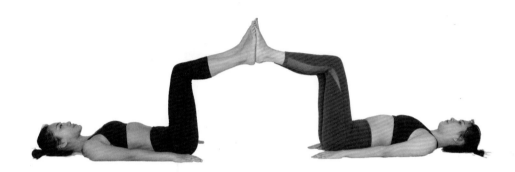

❶ 仰卧，脚心相贴，保持小腿水平，大腿竖直。

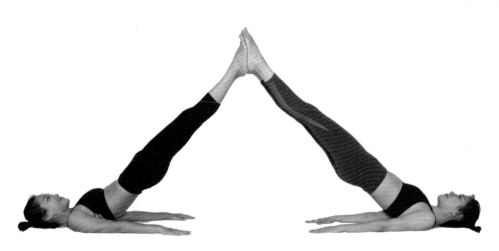

❷ 找到双脚的对抗力，骨盆向上到最高，慢慢伸直双腿；屈膝，骨盆落地还原。

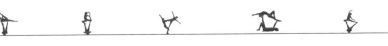

### 10. 蹬自行车式 / Cycling

呼吸：保持自然的呼吸。

发力肌肉：核心肌肉、腹部、臀部、腿部。

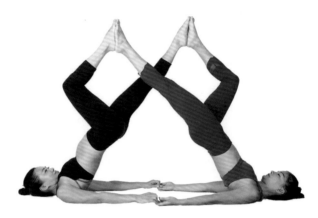

　　仰卧，脚心相贴，双手相勾，找到双脚的对抗力，骨盆向上到最高，双脚依次向前蹬。慢慢落下骨盆还原。

### 11. 船式 / Boat

呼吸：保持 5~10 次呼吸的时间。

发力肌肉：股二头肌、臀大肌、背部、腹部。

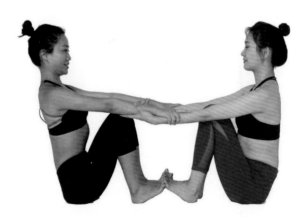

❶ 面对面保持坐姿，屈膝，脚尖回勾与搭档脚尖相贴，双手采用小臂握法，保持双臂向后的对抗力。

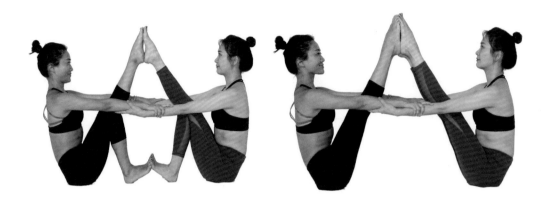

❷ 依次伸直双腿向上，挺直后背，打开胸腔。

## 12. 船式扭转 / Boat Twist

呼吸：每个位置停留 5~10 次呼吸的时间。

发力肌肉：股二头肌、臀大肌、背部、腹部。

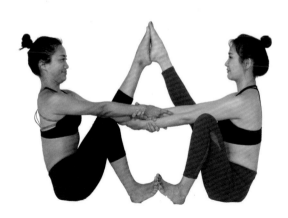

❶ 面对面保持坐姿，屈膝，脚尖回勾与搭档脚尖相贴，双手采用交叉小臂握法，
保持双臂向后的对抗力，依次伸直双腿向上。

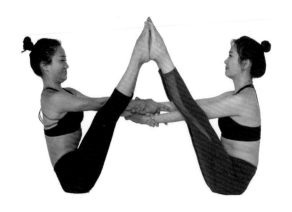

❷ 保持双腿向内贴向双臂，挺直后背，打开胸腔。

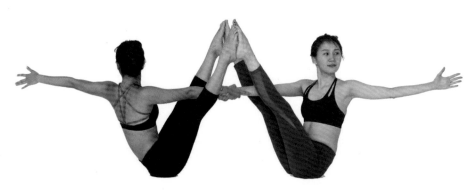

❸ 右手保持紧握，松开左手，水平伸展向后，眼睛看向左手。

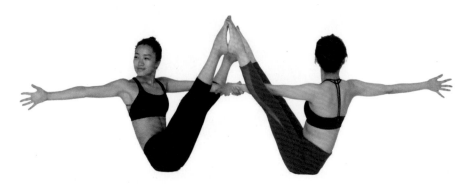

❹ 上半身还原到正中，左手紧握，松开右手，水平伸展向后，眼睛看向右手；还原到正中。

## 13. 坐角侧伸展 / Wide Legged Side Stretch

呼吸：单侧伸展，停留 5~10 次呼吸的时间。

发力肌肉：股二头肌、腹部、背部。

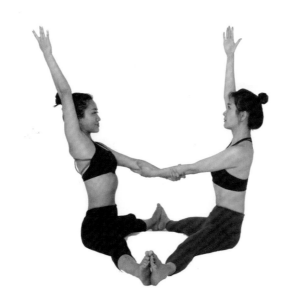

❶ 面对面保持坐姿，双腿分开落地，脚心相贴；双手采用交叉小臂握法，右臂
伸展向头顶。

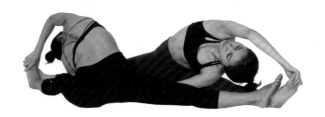

❷ 上半身向左伸展，右手抓左脚背；利用左手的拉力对抗，左肩放于左大腿内侧，
上半身向右旋转，看向右上方，还原到正中，进行反侧练习。

## 14. 坐角式 / Wide Legged Seated Forward Bend

呼吸：每个位置停留 5~10 次呼吸的时间。

发力肌肉：股二头肌、大腿内收肌、臀大肌。

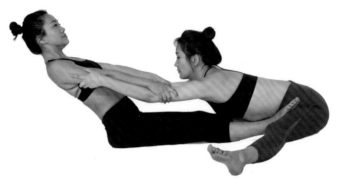

❶ 面对面保持坐姿，一人伸直双腿分开到极限；另一人伸直双腿，脚踩搭档大腿内侧。

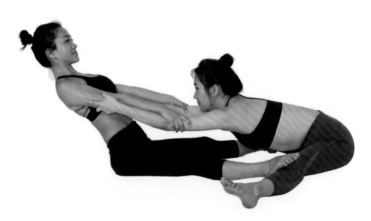

❷ 挺直背部，分腿者身体前倾，蹬腿者身体后倾，还原到正中，交换角色练习。

加强练习：双脚踩小腿，加强拉伸。

## 4.1.5　坐姿背对背

### 1. 坐姿背对背脊柱扭转 / Seated Spinal Twist B2B

呼吸：背部挺直时吸气，扭转时呼气，扭转位置停留5~10次呼吸的时间。

发力肌肉：腹部、肩部。

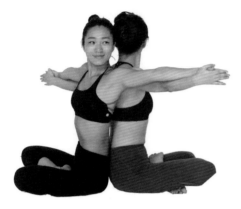

背对背保持莲花坐姿，背部贴紧，手臂向两侧水平伸展，掌心合在一起，上半身向左扭转，看向左手；还原到正中，上半身向右扭转，看向右手。

### 2. 坐姿背对背脊柱扭转式 /Seated Spinal Twist B2B Variation

呼吸：手臂向两侧水平伸展打开时吸气，扭转时呼气，并停留5~10次呼吸的时间。

发力肌肉：腹部。

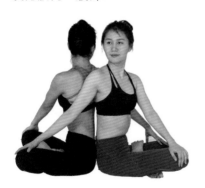

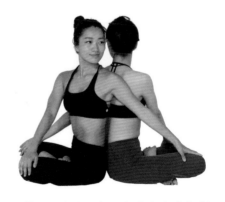

❶ 背对背保持莲花坐姿，手臂向两侧水平伸展，上半身向右扭转，左手落于右膝上，右手落于搭档左膝上，看向右后方。

❷ 还原到正中，上半身向左扭转，右手落于左膝上，左手落于搭档右膝上，看向左后方。

### 3. 辅助束角式 / Assisted Bound Angle Pose

呼吸: 背部伸展时吸气, 前倾时呼气, 向前伸展到极限, 停留5~10次呼吸的时间。

发力肌肉: 大腿内收肌、臀部。

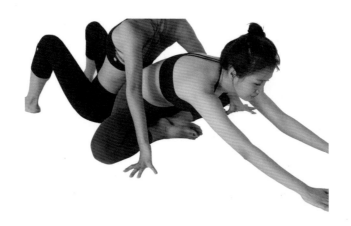

❶ 背对背保持坐姿, 一人屈膝脚心相贴, 脚跟贴紧耻骨; 另一人屈膝, 双脚打
开与骨盆同宽, 踩地。

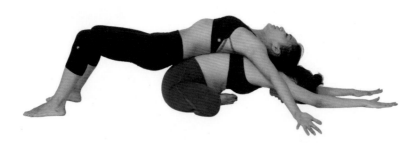

❷ 挺直背部, 脚心相贴者上半身前倾, 双臂向前伸展; 同时, 双脚踩地者上半
身后倾, 躺在搭档背上, 骨盆离地; 还原到正中, 交换角色练习。

## 4. 辅助背部伸展式 / Assisted Forward Bend

呼吸：背部伸展时吸气，前倾时呼气，向前伸展到极限，停留5~10次呼吸的时间。

发力肌肉：臀大肌、股二头肌、小腿三头肌。

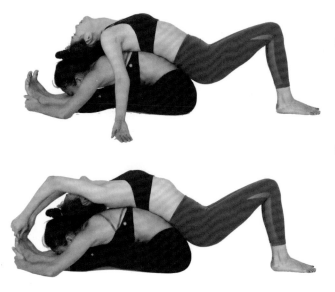

❶ 背对背保持坐姿，一人双腿伸直并拢；另一人屈膝，双脚打开与骨盆同宽，踩地。

❷ 挺直背部，伸直双腿者上半身前倾，双臂向前伸展，双手抓脚；同时，双脚踩地者上半身后倾，躺在搭档背上，骨盆离地，双手抓搭档脚尖；还原到正中，交换角色练习。

## 5. 辅助坐角式 / Assisted Seated Wide-Angle Pose

呼吸：背部伸展时吸气，前倾时呼气，向前伸展到极限，停留5~10次呼吸的时间。

发力肌肉：大腿内收肌、股二头肌。

背对背保持坐姿，一人双腿伸直分开；另一人屈膝，双脚打开与骨盆同宽，踩地；挺直背部，伸直双腿者上半身前倾，双臂向前伸展；同时，双脚踩地者上半身后倾，躺在搭档背上，骨盆离地；还原到正中，交换角色练习。

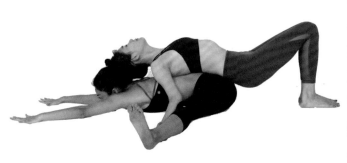

## 6. 坐姿臀部伸展 / Seated Glute Stretch

呼吸：脚跟离骨盆最近的位置停留 5~10 次呼吸的时间。

发力肌肉：臀部。

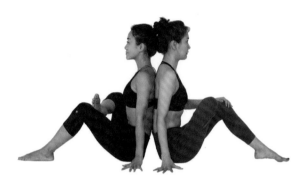 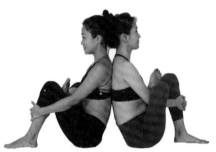

❶ 背对背保持坐姿，屈膝，双脚打开与骨盆同宽，踩地；右脚放于左膝上。

❷ 慢慢将左脚移向骨盆方向，双手抱住左小腿；还原，交换双腿练习。

## 7. 肩倒立 / Shoulder Stand

呼吸：双腿向上时吸气，向下落地时呼气。

发力肌肉：腹部肌肉、腰肌。

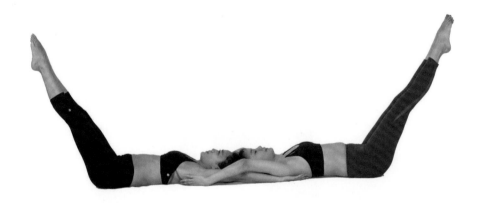

❶ 仰卧，头顶靠近，双手放于搭档肩膀下方。

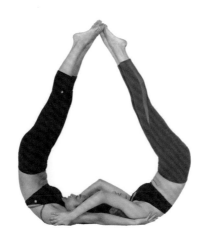

❷ 双腿向上抬起，后背离地，直到脚尖与搭档脚尖紧贴；还原落地。

## 8. 举腿式 / Leg Raises

呼吸：双腿向上时吸气，向下落地时呼气。

发力肌肉：腹部肌肉、腰肌。

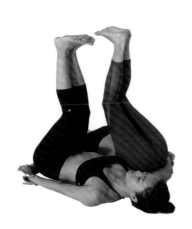

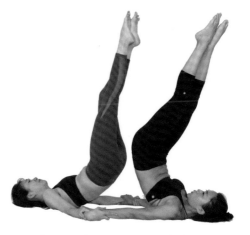

❶ 仰卧，身体右侧相贴，双肩靠近搭档骨盆；双腿向上抬起，右手在搭档臀部后面向右伸展，左手向下抓住搭档右手，手臂呈正方形。

❷ 双腿向上，骨盆离地向右，与搭档交换骨盆位置落地；重复此动作。

## 9. 头倒立 / Head Stand

呼吸：保持自然呼吸。

发力肌肉：背部、核心。

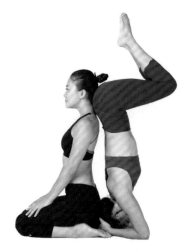

❶ 一人保持金刚坐姿；另一人十指交叉落地，手肘与肩膀同宽，背部挺直。

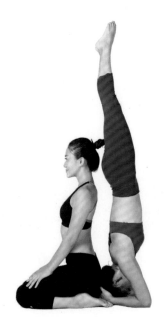

❷ 核心用力，抬起双腿，直到双腿竖直。

## 10. 按摩床 / Massage Table

呼吸：呈桌式者抬头背部伸展时吸气，含胸弓背时呼气；呈桥式者保持自然呼吸。

发力肌肉：背部肌肉。

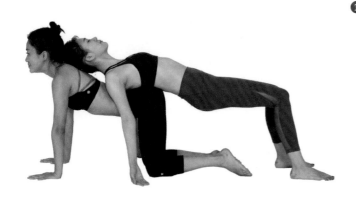

❶ 一人呈桌式，保持背部水平，双臂、大腿竖直；另一人呈桥式，肩胛骨放于搭档骨盆上，大腿水平，小腿竖直，双臂两侧垂落；保持桌式者抬头，背部伸展。

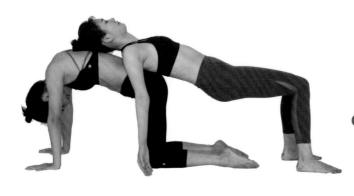

❷ 含胸弓背，眼睛看向肚脐，重复此动作。

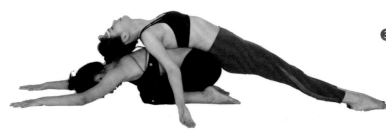

❸ 呈桌式者向后坐到脚跟上，额头落地放松。

## 11. 摊尸式 / Savasana

呼吸：仰卧放松时，停留 10~20 次呼吸的时间。

发力肌肉：肌肉完全放松。

❶ 背对背保持坐姿，身体左侧靠近，双腿伸直分开，上半身后躺，落于搭档左腿上；双臂两侧伸展，保持身体舒展放松。

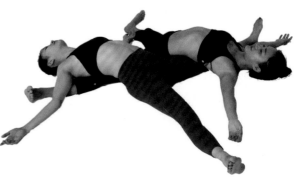

❷ 左手向前握住搭档左手，吸气起身还原到坐姿，换反侧练习。

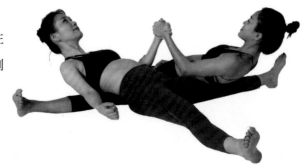

## 12. 金刚坐 / Seiza

呼吸：保持自然呼吸。

发力肌肉：胫骨前肌。

面对面保持金刚坐姿，双手在胸前合十。

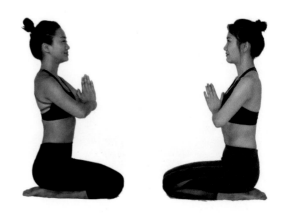

# 4.2 力量训练

1. 板式 / Plank

呼吸: 保持自然的呼吸。

发力肌肉: 保持板式者的核心肌肉、臀部、腿部、肩部、胸部; 保持蹲姿者的臀大肌、内收肌、核心。

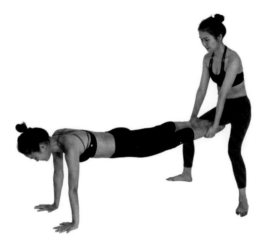

❶ 一人保持板式,双臂竖直,核心收紧;另一人在搭档身后保持双腿分开,蹲姿,后背挺直,双手抬起搭档双脚。

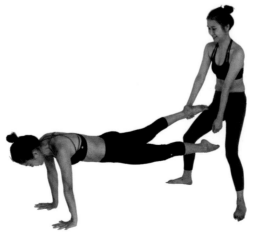

❷ 保持蹲姿者,没有规律地松开其中一只手,锻炼搭档核心和反应力;保持板式者始终双腿夹紧并拢。交换角色练习。

## 2. 划船式 / Row

呼吸：保持板式者自然地呼吸；蹲姿者伸直手臂时吸气，屈肘时呼气。

发力肌肉：保持板式者的核心肌肉、臀部、腿部、肩部、胸部；保持蹲姿者的臀大肌、腿部、背部肌肉、肱二头肌。

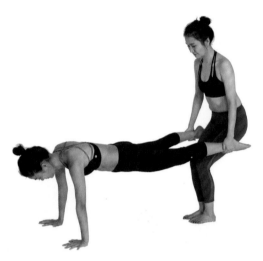

❶ 一人保持板式，双臂竖直，核心收紧；另一人在搭档身后保持双腿并拢蹲姿，后背挺直，双手抬起搭档双脚放在双腿外侧。

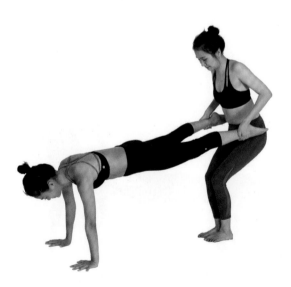

❷ 屈肘将搭档双腿抬起，放下双腿到手臂伸直。交换角色练习。

## 3. 反板式 / Reverse Plank

呼吸：保持自然的呼吸。

发力肌肉：保持板式者的核心肌肉、臀部、腿部、肩部；保持蹲姿者的臀大肌、内收肌、股四头肌。

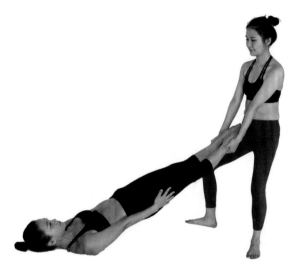

❶ 一人保持仰卧板式，核心收紧；另一人在搭档身后保持双腿分开蹲姿，双手抬起搭档双脚。

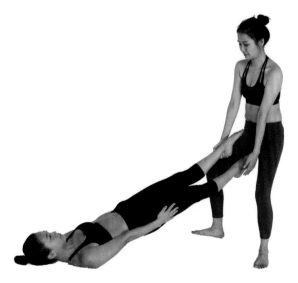

❷ 保持蹲姿者没有规律地松开其中一只手，锻炼搭档核心和反应力；保持板式者始终双腿夹紧并拢。交换角色练习。

## 4. 仰卧划船式 / Reclining Rows

**呼吸：**蹲姿者保持自然的呼吸；仰卧者屈肘时呼气，伸直手臂时吸气。

**发力肌肉：**保持板式者的核心肌肉、臀部、腿部、背部、肱二头肌；保持蹲姿者的臀大肌、股四头肌。

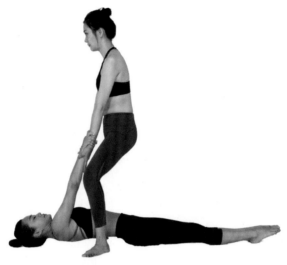

❶ 一人保持仰卧板式，核心收紧；另一人双脚放于搭档胸腔两侧，蹲姿，双手采用小臂握法握住搭档双手。

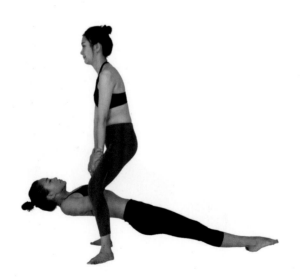

❷ 仰卧者弯曲手肘，将上半身抬起，身体下落，手臂伸直。交换角色练习。

## 5. 甩腿 / Leg Throws

呼吸：站立者保持自然呼吸；仰卧者双腿向上时呼气，双腿下落时吸气。

发力肌肉：腹部、腰肌。

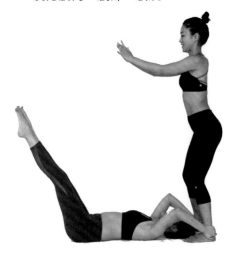

❶ 一人保持仰卧，核心收紧；另一
人站在搭档头顶，微屈双膝。

❷ 仰卧者双腿竖直向上，直到骨盆
最大限度地离地。

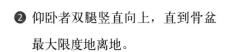

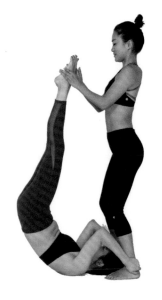

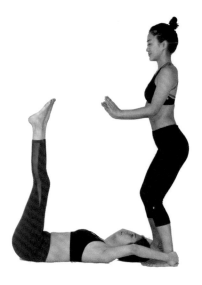

❸ 站立者双手推搭档双脚落地。交
换角色练习。

### 6. 腿推举式（前）/ Leg Press Front

呼吸：山式站姿者保持自然的呼吸；仰卧者屈膝时吸气，伸直腿时呼气。

发力肌肉：臀大肌、四头肌。

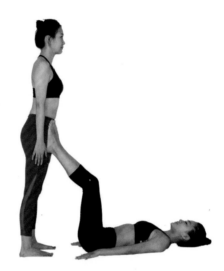

❶ 一人保持山式站姿，另一人仰卧，双脚放于搭档骨盆前侧，脚掌互相平行。

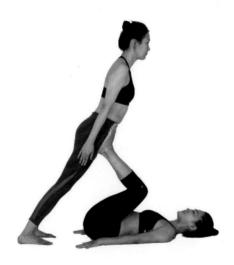

❷ 站立者身体保持板式向前倾；仰卧者屈膝，靠近胸腔，保持双腿与搭档的对

抗力，尾骨始终着地，慢慢伸直双腿将搭档蹬起。交换角色练习。

加强练习：山式站姿者双脚离仰卧者骨盆更近，加大练习强度。

## 9. 沉体式 / Dips

呼吸：保持桥式者自然地呼吸；另一人屈肘时吸气，伸直手臂时呼气。

发力肌肉：肱三头肌、核心肌肉。

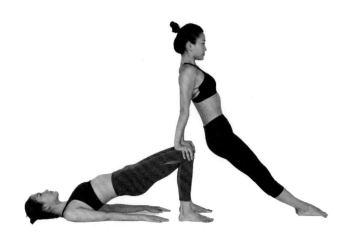

❶ 一人仰卧，屈膝双脚踩地，打开与搭档双肩同宽，慢慢将骨盆抬起到桥式，
　　另一人双手放于搭档双膝上。

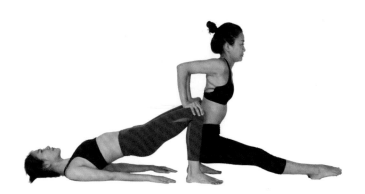

❷ 屈肘，骨盆向下，靠近地面；骨盆向上，直到双臂伸直。交换角色练习。

## 10. 阻力跑 / Resistance Sprint

呼吸：保持自然的呼吸。

发力肌肉：大腿肌肉群。

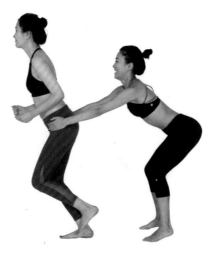

❶ 一人保持山式站姿；另一人保持蹲姿，双手抓住搭档骨盆。

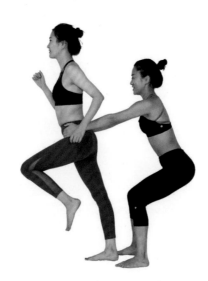

❷ 山式站姿者向前奔跑，蹲姿者给搭档向后阻力。两分钟后交换角色练习。

## 11. 板式平衡 / Three Pointed Plank

呼吸：保持自然的呼吸。

发力肌肉：核心肌肉、臀部、腿部、肩部、胸部。

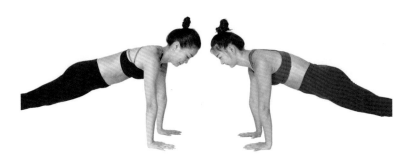

❶ 两人面对面保持板式，核心收紧。

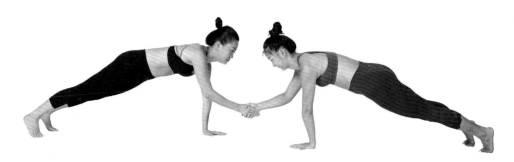

❷ 左右手不断交换，与搭档握手。

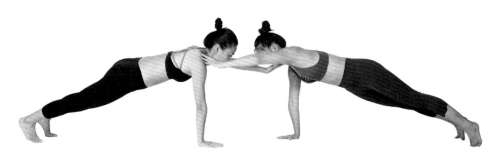

❸ 变化练习：不断交换左右手，碰到搭档肩膀。

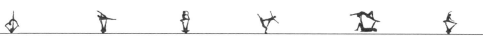

## 12. 平板平衡 / Forearm Plank

呼吸：保持自然的呼吸。

发力肌肉：核心肌肉、臀部、腿部、肩部、胸部。

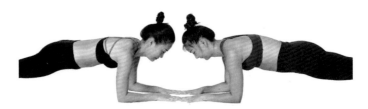

❶ 两人面对面保持板式，小臂落地，与肩同宽，核心收紧。

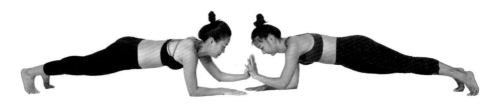

❷ 交换双手与搭档击掌。

## 13. 侧板式扭转 / Side Plank Twist

呼吸：手臂向上时吸气；转身找搭档时呼气。

发力肌肉：核心肌肉、臀部、腿部、肩部、胸部。

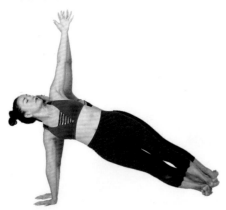

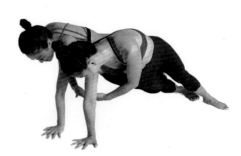

❶ 两人并排保持板式，转身背对，脚跟落地，双脚贴紧，手臂伸展向上，看上方，呈侧板式，核心收紧。

❷ 转身向地面，上面的手穿过身体下方找搭档的手。换位练习另一侧。

## 14. 推车式 / Wheelbarrow Walk

呼吸：保持自然的呼吸。

发力肌肉：核心肌肉、臀部、腿部、肩部、胸部。

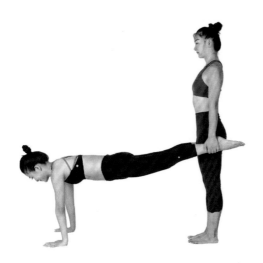

❶ 一人保持板式，双臂竖直，核心收紧；另一人在搭档身后保持双腿并拢，后背挺直，双手抬起搭档双脚放在双腿外侧。

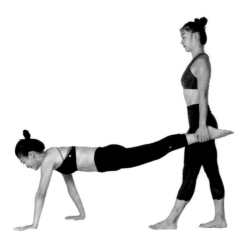

❷ 两人同时向前行走。交换角色练习。

## 15. 交替起身 / Up and Down

呼吸：保持自然的呼吸。

发力肌肉：肱三头肌、核心肌肉。

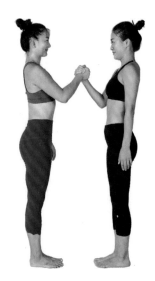

❶ 保持面对面山式站姿，右手相握。

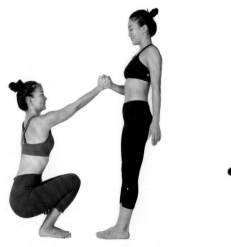 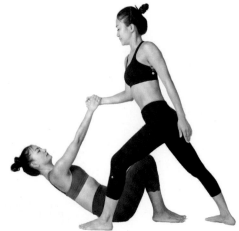

❷ 一人屈膝下蹲，臀部落地，仰卧向后，然后利用与搭档手臂的对抗起身；搭档屈膝下蹲，臀部落地，仰卧向后，然后起身。

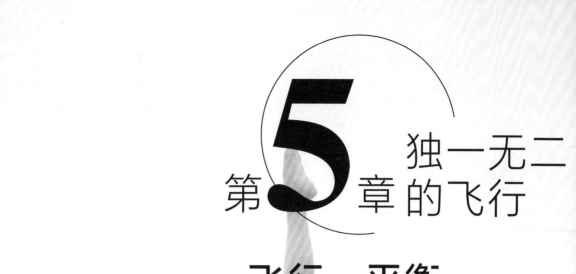

# 第5章 独一无二的飞行

## 飞行 · 平衡

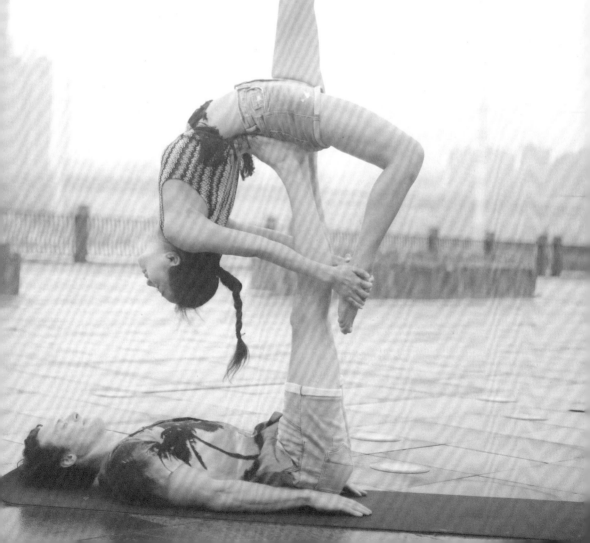

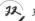

# 5.1 基础飞行

## 5.1.1 双板式 /Double Plank

### 1. 准备动作：板式 /PHALANKASANA

双手打开与肩膀同宽，双臂保持垂直地面，收紧核心，腹肌、臀肌、背肌、双肩保持收缩，保持身体在一条直线上。

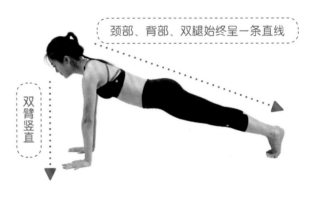

颈部、背部、双腿始终呈一条直线

双臂竖直

### 2. 动作要领

❶ 支撑者保持斜板，双臂竖直，肩背饱满，核心用力，双脚与飞行者双肩同宽，腿肌肉收紧，脚踝稳定。

❷ 飞行者从侧面，先放双手在脚跟上，再依次放双脚在支撑者的双肩上，脚背平放或脚尖踩到肩上。

保护 保护者在飞行者旁侧，避免飞行者失稳。

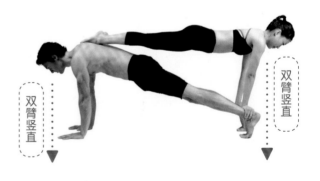

双臂竖直

双臂竖直

**注意事项**

支撑者和飞行者始终保持身体笔直，切忌弓背塌腰。

## 5.1.2　双桌式（单腿）/Double Table (One leg)

### 1. 准备动作：前抬式 /ARDHA PURVOTTANASANA

保持坐姿，屈膝脚踩地，双脚与骨盆同宽，双手放在身后，掌心朝下，指尖向前；核心用力将骨盆推起，直到身体水平，双臂和双小腿竖直，抬起右腿。

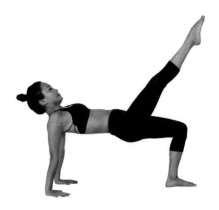

### 2. 动作要领

❶ 支撑者保持前抬式，双脚落地。

❷ 飞行者从侧面双手放到支撑者双肩，再依次放双脚在支撑者膝盖上，将骨盆推起直到身体水平。保持稳定后，两人把重心落到一只脚，再将另一条腿伸直，抬离地面。

上半身水平

双臂竖直

**保护**　保护者在飞行者旁侧，避免飞行者失稳。

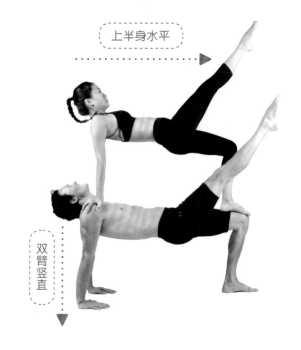

###  5.1.3 膝支撑蛇王式 /Cobra on Knees

**1. 准备动作：眼镜蛇王式 /RAJAKAPOTASANA**

俯卧，双手落于肋骨两侧，推起上半身到眼镜蛇式，双腿分开与肩同宽，屈膝，绷直脚背向后脑勺，到眼镜蛇王式。

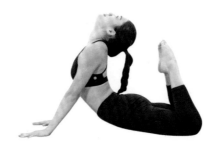

**2. 动作要领**

❶ 支撑者仰卧屈膝，保持膝盖与飞行者双肩同宽，保持双腿和膝盖稳定。

❷ 飞行者双手放在支撑者的膝盖上，身体呈板式，依次放大腿（靠近膝盖的位置）在支撑者伸直的双手上。

❸ 飞行者骨盆下沉，打开胸腔，肩后展做后弯，屈膝，绷脚背，脚尖去寻找后脑勺。

双臂竖直

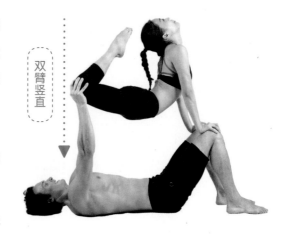

**保护** 保护者在飞行者旁侧，避免飞行者失稳。

## 5.1.4  蛇王英雄式 /Cobra on Hero

### 1. 准备动作：卧英雄式 / SUPTA VIRASANA

保持跪姿，膝盖靠拢，双脚分开比骨盆略宽，臀部坐于双脚之间，双手抓脚跟，手肘落地，头顶向后落地，然后依次将后脑勺、后背落地。

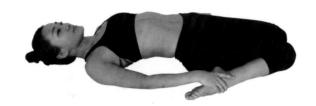

### 2. 动作要领

❶ 支撑者保持卧英雄式。

❷ 飞行者双手放在支撑者的大腿上，身体呈板式，依次放大腿（靠近膝盖的位置）在支撑者伸直的双手上。

❸ 飞行者骨盆下沉，打开胸腔，肩后展做后弯，屈膝，绷脚背，脚尖靠近后脑勺。

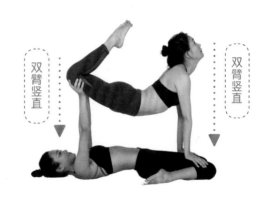

**保护**  保护者在飞行者旁侧，避免飞行者失稳。

 **注意事项**

膝盖受伤者应遵照医嘱练习英雄式，有任何不适感，立即停止。完成英雄式困难者不做支撑者。

### 5.1.5 蛇式前屈 /Forward Bend on Cobra

## 1. 准备动作：双腿背部伸展 /PASCHIMOTTANASANA

保持坐姿，双腿伸直，吸气时双臂向上伸展，呼气时向前，双手抓双脚，上半身保持挺直，折叠靠近双腿。

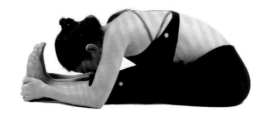

## 2. 动作要领

❶ 支撑者保持蛇式，屈膝小腿垂直地面，脚掌平行地面。

❷ 飞行者坐支撑者脚上，双脚放支撑者肩膀上，吸气时挺直背部，呼气时向前，双手抓脚，始终保持后背挺直。

**保护** 保护者在飞行者身后，避免飞行者向后倒。

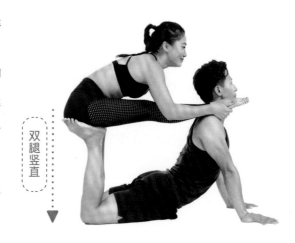

双腿竖直

## 5.1.6  双桥式 /Double Bridge

### 1. 准备动作：桥式 /SETU BANDHA SARVANGASANA

仰卧，双脚踩地，打开与骨盆同宽，吸气，骨盆向上，保持小腿垂直地面，大腿平行地面，呼气，双手抓双脚。

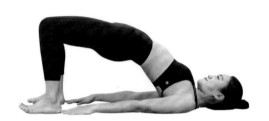

### 2. 动作要领

❶ 支撑者保持桥式，双臂向上伸直。

❷ 飞行者将双肩放于支撑者大腿上，头落于膝盖中间，依次将双脚放支撑者手上，骨盆向上到桥式，双手抓脚踝。

**保护** 保护者在飞行者旁侧，避免飞行者失稳。

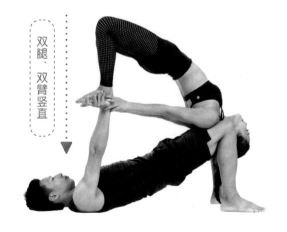

双腿、双臂竖直

5.1.7  蝗虫起飞式 /Flying Locust

## 1. 准备动作：婴儿式 /BALASANA

保持跪姿，双膝并拢，臀部坐到脚跟上，腹部贴向大腿，手臂伸展向后，额头落地，充分放松双肩、背部、脊柱。

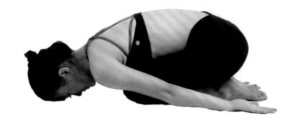

## 2. 动作要领

❶ 支撑者保持婴儿式。

❷ 飞行者保持板式俯卧在支撑者后背，下巴放在支撑者尾骨上，双手抱住支撑者膝盖，看前方。

❸ 支撑者双手推地慢慢起身，直到飞行者身体竖直。支撑者双手始终扶地，或固定飞行者双手。

【保护】 保护者在飞行者身后，避免飞行者向后倒。

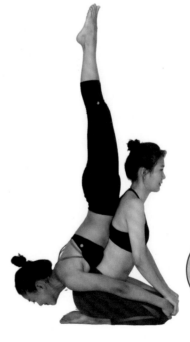

提示：
双手固定

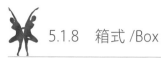 **5.1.8 箱式/Box**

## 1. 准备动作：直角式/DANDASANA

保持坐姿，双腿伸直并拢，骨盆端正，背部挺直。

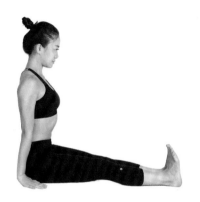

## 2. 动作要领

❶ 支撑者仰卧，双脚分开
与飞行者肩同宽，飞行
者双手抓支撑者小腿，
身体呈板式，依次将
双腿放支撑者双手上，
两者均保持双臂竖直。

❷ 飞行者核心用力，骨盆
上提倒立，同时支撑
者向上起身，直到两
者上半身到达竖直的
角度。

保护 保护者在飞行者身后，
避免飞行者向后倒。

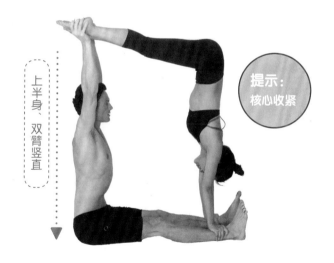

上半身、双臂竖直

提示：
核心收紧

**注意事项**

飞行者始终保持双腿伸直；支
撑者双臂在耳朵两侧，保持双臂和
飞行者双腿的对抗力。

5.1.9 肩倒立桥式 /Shoulderstand on Bridge

## 1. 准备动作： 三角头倒立式 /SALAMBA SIRSASANA

保持跪姿，双手与肩同宽落地，头放双手前与双手呈三角形。脚尖踩地，膝盖离地。臀部向后，慢慢伸直双腿，核心用力，将双腿抬起到竖直的角度。

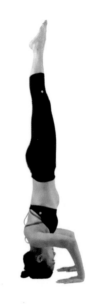

## 2. 动作要领

❶ 支撑者仰卧，屈膝踩地，双脚保持与飞行者肩膀同宽，双手支撑住后腰。

❷ 飞行者将双肩放在支撑者双膝上，双手抓住支撑者小腿，手肘向内夹紧，与肩同宽。收紧核心，将双腿抬起，直到双腿竖直。

保护 保护者在旁侧，一只手在飞行者双腿前，一只手在其双腿后，保护其身体稳定。

**注意事项**

支撑者保持稳定的桥式，双腿尽量不晃动；飞行者始终保持手肘向内夹紧，大臂相互平行。

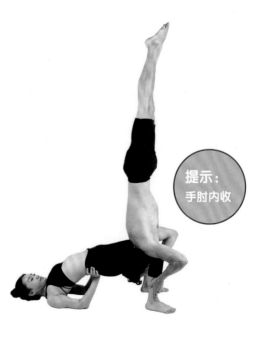

提示：
手肘内收

## 5.1.14 单腿手倒立犬式 /L-Handstand on Down Dog

### 1. 准备动作： 单腿手倒立 /ADHO MUKHAVRKSASANA

面对墙，双手与肩宽落地，双臂用力推到肩膀打开，双腿与墙呈90°，抬高右腿向上。

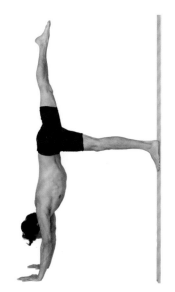

### 2. 动作要领

❶ 支撑者保持下犬式，飞行者双手放在支撑者双手前，将双脚踩在支撑者臀部，伸直双腿，调整身体到上半身竖直。

❷ 将右脚保持稳定，慢慢抬起左腿到竖直的角度。然后交换双腿，练习反侧。

上半身、双臂竖直

**保护** 保护者在飞行者背后，以防其后倒。

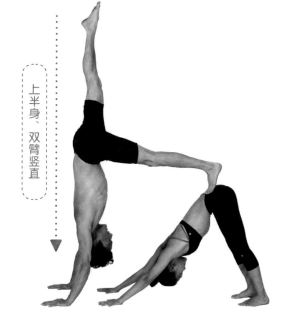

5.1.15 手倒立犬式 /Handstand on Down Dog

## 1. 准备动作：孔雀起舞式 /PINCHA MAYURASANA

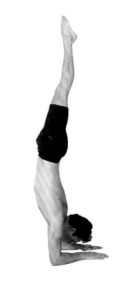

　　保持跪姿，手肘与肩同宽落地，小臂平行，双手掌心向下；颈部伸展，眼睛看手腕中间，伸直双腿，向上跳到双腿竖直；始终保持胸腔竖直向上扩展，双腿竖直向上伸展，双腿并拢夹紧。

## 2. 动作要领

　　支撑者保持下犬式，背部充分伸展，飞行者双手放在支撑者双手前方并与之靠近，飞行者把上半身充分伸展并放到支撑者背上，核心用力，双腿抬起保持竖直。

**保护** 保护者在飞行者背后，以防其后倒。

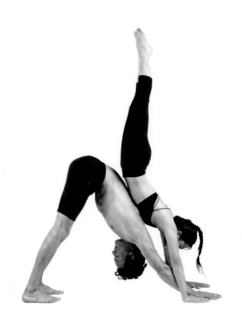

5.1.16 蝎犬式 /Scorpion on Down Dog

### 1. 准备动作：蝎子式 /VRSCHIKASANA

保持跪姿，手肘与肩同宽落地，小臂平行，双手掌心向下；眼睛看手腕中间，伸直双腿，向上跳到双腿竖直，呈孔雀起舞式；稳定后屈膝，双脚向后脑勺方向移动。

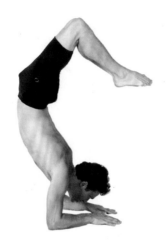

### 2. 动作要领

在手倒立犬式的基础上，飞行者屈膝，双脚向后脑勺方向移动。

 保护者在飞行者背后，以防其后倒。

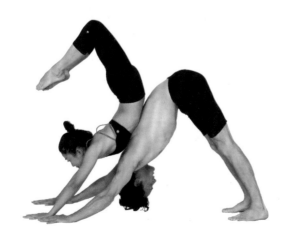

## 5.1.17 背篓翻转式 /Backpack Walkover

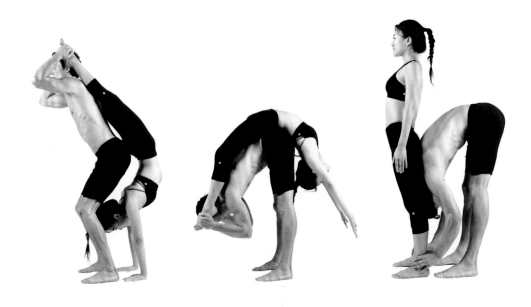

动作要领

❶ 支撑者双脚与肩同宽站立，微屈双膝，双臂向上。

❷ 飞行者双手放支撑者双脚后方，手倒立；支撑者抓飞行者双脚踝，放骨盆在飞行者骨盆下方。支撑者伸直双腿，上半身前屈。

❸ 飞行者双脚落地，核心用力起身。

保护 保护者在飞行者旁侧，避免飞行者失稳。

# 5.1.18　直角开胸 /Heart Openning Ⅱ

## 1. 准备动作：猫伸展式 /ANAHATASANA

　　保持跪姿，双臂向前伸展，充分打开腋窝，直到胸腔、下巴落地，保持大腿垂直地面。

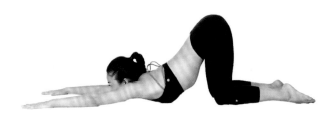

## 2. 动作要领

❶ 支撑者双脚与肩同宽站立，微屈双膝，双臂向上。

❷ 飞行者双手放支撑者双脚后方，手倒立；支撑者抓飞行者双脚踝，放骨盆在飞行者骨盆下方。支撑者伸直双腿，上半身稍微前屈，直到飞行者悬空。

❸ 飞行者双手抓支撑者脚踝，打开胸腔，脊柱伸展放松。

❹ 支撑者上半身继续缓慢前屈，直到背水平，双腿竖直。

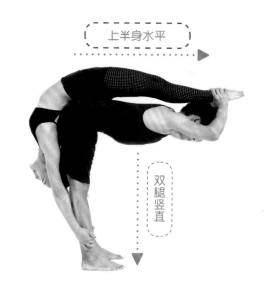

上半身水平

双腿竖直

保护　保护者在飞行者旁侧，避免飞行者失稳。

5.1.19　海星 1/Starfish Ⅰ

动作要领

❶ 背对背保持站姿，双脚分开约两倍肩宽的距离，吸气，双臂两侧打开，双手与搭档双手相握。

❷ 支撑者屈膝，将骨盆放飞行者骨盆下方，上半身前屈，将飞行者扛起，并伸直双腿。

❸ 飞行者将双腿竖直向上，然后分开呈"V"字。

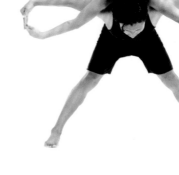

**保护** 保护者在飞行者旁侧，避免飞行者失稳。

 5.1.20　海星 2/Starfish Ⅱ

动作要领

❶ 支撑者双脚打开两倍肩宽站立。

❷ 飞行者在支撑者前侧，手倒立，双脚打开呈"V"字。支撑者双臂从飞行者大腿下方，搂住其腹股沟，掌心合十，向上发力直到飞行者悬空。

❸ 飞行者掌心合十。

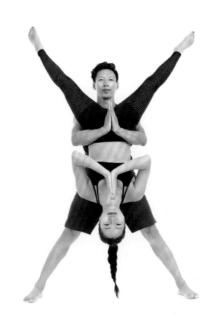

**5.1.21 海星 3/Starfish III**

**1. 准备动作：侧板式 /VASITHASANA C**

　　双手打开与肩膀同宽，双臂保持垂直地面，收紧核心，腹肌、臀肌、背肌、双肩保持收缩，保持身体在一条直线上，呈板式。向左侧身，屈左膝，左手抓左大脚趾，收紧核心，伸直左腿，左髋外展，保持身体稳定。

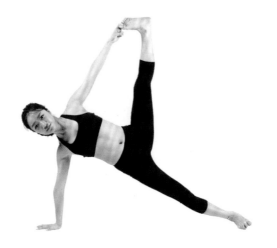

**2. 动作要领**

❶ 两人并列保持坐姿，分别向左、右两个方向做侧板式，保持两人骨盆重合。

❷ 同时抬起上方腿，用上方手握搭档脚踝，向上伸直手臂。两人始终保持双臂竖直，核心收紧，骨盆向上发力。

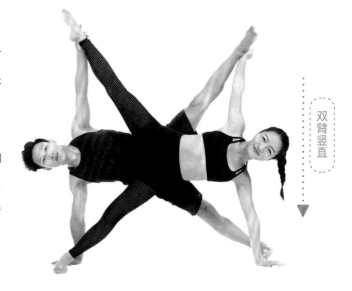

双臂竖直

### 5.1.22　圈圈式 /Loop the Loop

**1. 准备动作：眼镜蛇王式 /PAJAKA POTASANA**

俯卧，双手落于肋骨两侧，推起上半身到眼镜蛇式，双腿分开与肩同宽，屈膝，绷直脚背向后脑勺方向移动，到眼镜蛇王式。

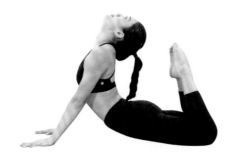

**2. 动作要领**

❶ 支撑者保持眼镜蛇式，左臂伸展向上，看上方。

❷ 飞行者双手抓支撑者脚踝，左腿前右腿后，分腿手倒立后弯，支撑者左手抓飞行者左脚踝，稳定后，可右手也向上抓飞行者右脚踝。

**保护** 保护者在飞行者旁侧，保护其骨盆稳定。

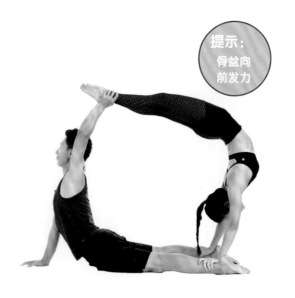

提示：
骨盆向
前发力

## 5.1.23   坐姿肩倒立式 /Tripod Shoulderstand

### 1. 准备动作：三角头倒立式 /SALAMBA SIRSASANA

保持跪姿，双手与肩同宽落地，头放双手前与双手呈三角形。脚尖踩地，膝盖离地。臀部向后，将双腿抬起到大腿水平，膝盖并拢，小腿分开。

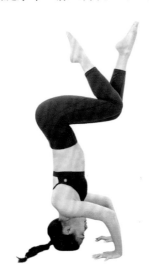

### 2. 动作要领

❶ 支撑者保持坐姿，屈膝，双膝打开与飞行者双肩同宽，手肘放膝盖上，小臂向上。

❷ 飞行者双手放支撑者双肩，手指朝外；一只脚踩支撑者肩膀，起身，上半身前倾，肩膀放支撑者手上；骨盆向上，直到背部竖直，到倒立；稳定后，飞行者可将双腿变换造型。

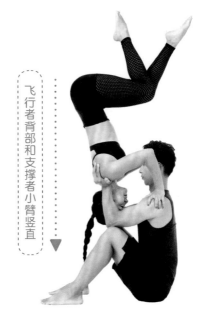

飞行者背部和支撑者小臂竖直 ▽

保护 保护者在飞行者背后保护其骨盆，以防其后倒。

# 5.2  平衡的艺术

## 5.2.1  泰坦尼克式 /Titanic

**1. 准备动作：幻椅式 /UTKATASANA**

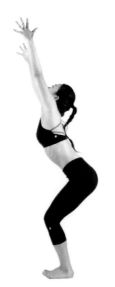

山式站立，双脚打开与肩同宽，屈膝，双臂伸展向头顶，掌心相对，保持胸腔、膝盖、脚尖在一条竖直线上，看双手中间。

**2. 动作要领**

❶ 支撑者保持幻椅式。飞行者背对站立，双手抓住支撑者手腕。支撑者双手扶住飞行者髋关节。

❷ 飞行者依次放脚在支撑者大腿靠近膝盖的位置，支撑者将飞行者托起，飞行者伸直双腿保持板式；支撑者将双手移至飞行者大腿；飞行者打开双臂后展。

**保护** 保护者在支撑者背后保护其后背，以防其后倒。

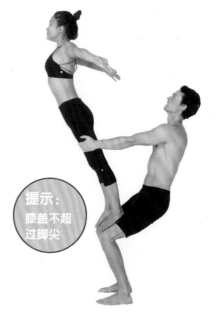

提示：
膝盖不超
过脚尖

## 5.2.2 幻椅山式平衡 /Thighstand

### 1. 准备动作：幻椅式 /UTKATASANA

山式站立,双脚打开与肩同宽,屈膝,双臂伸展向头顶,掌心相对,保持胸腔、膝盖、脚尖在一条竖直线上,看双手中间。

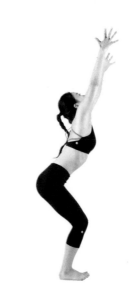

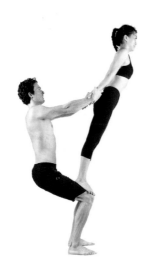

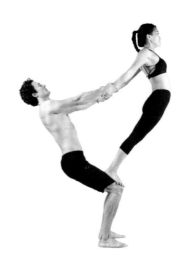

### 2. 动作要领

在泰坦尼克式的基础上,飞行者双手依次与支撑者双手相握,飞行者骨盆前推,打开胸腔,抬头看上方。

**保护** 保护者在支撑者背后保护其后背,以防其后倒。

### 5.2.3 幻椅前屈式 /Forward Bend on Thighs

## 1. 准备动作：站立前屈式 /UTTANASANA

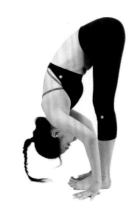

　　山式站立，吸气双臂向上，呼气上半身前屈，双手落地，充分伸展背部，上半身折叠向双腿。

## 2. 动作要领

❶ 支撑者保持幻椅式。飞行者背对站立，双手抓住支撑者手腕。支撑者双手扶住飞行者髋关节。

❷ 飞行者依次放脚在支撑者大腿靠近膝盖的位置，支撑者将飞行者托起，飞行者伸直双腿保持板式；飞行者双手依次与支撑者双手相握，飞行者上半身前屈，折叠向双腿；支撑者上半身向后，给飞行者足够的对抗力。

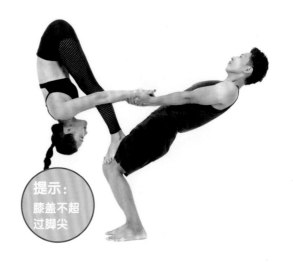

提示：
膝盖不超
过脚尖

保护 保护者在飞行者背后，以防其身体失稳。

## 5.2.4　泰坦尼克式 2/Titanic II

### 1. 准备动作：战士一式 /VIRABHADRASANA I

山式站立，左脚向后一大步，脚跟落地，吸气双臂向上，呼气屈右膝，直到右大腿与地面平行，小腿与地面垂直。

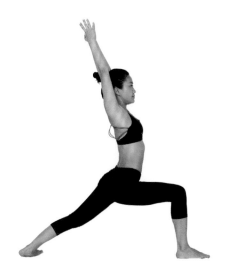

### 2. 动作要领

❶ 支撑者保持战士一式，双手扶飞行者髋部。

❷ 飞行者手抓支撑者手腕，右脚踩支撑者大腿上，脚尖向外，起身，左膝向上，左脚尖贴右膝盖，双臂向后伸展。

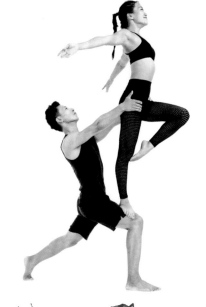

**保护**　保护者在飞行者旁侧，保护其身体稳定。

5.2.5 幻椅手倒立（鹿角腿）式 /Handstand on Thighs (Stag)

### 1. 准备动作：手倒立（鹿角腿）式 /ADHO MUKHAVRKSASANA

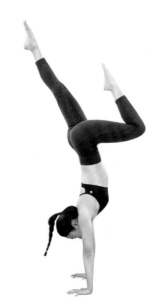

下犬式，双手打开与肩同宽，重心落到双臂，双腿向上，呈鹿角腿形。

### 2. 动作要领

❶ 在泰坦尼克式的基础上，飞行者上半身前屈，双手放支撑者膝盖上。

❷ 支撑者依次将双手放飞行者双肩，飞行者慢慢将右腿向上到手倒立，屈左膝。

保护 保护者在飞行者背后，双手分别放在飞行者骨盆两侧，以防其身体失稳。

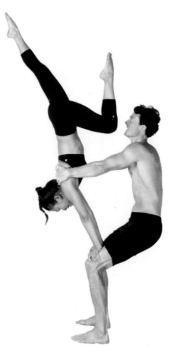

### 5.2.6 幻椅手倒立式/Handstand on Thighs(Straddle)

## 1. 准备动作：分腿手倒立式/ADHO MUKHAVRKSASANA

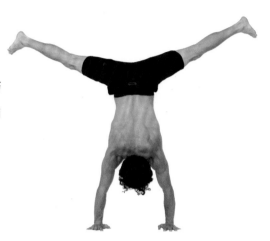

　　呈三角前屈式，双手落地，打开与肩同宽，重心落到双臂上，双腿慢慢向上移动，直到水平。

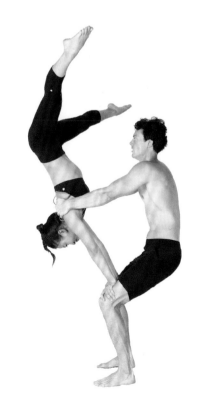

## 2. 动作要领

　　在幻椅手倒立（鹿角腿）式的基础上，飞行者将双腿分开。

**保护** 保护者在飞行者背后，双手分别放在飞行者骨盆两侧，以防其身体失稳。

5.2.7　幻椅山式 /Reverse Thighstand

## 1. 准备动作：幻椅式 /UTKATASANA

　　山式站立，双脚打开与肩同宽，屈膝，双臂向头顶伸展，掌心相对，保持胸腔、膝盖、脚尖在一条竖直线上，看双手中间。

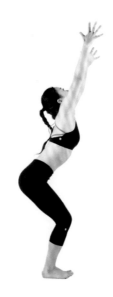

## 2. 动作要领

❶ 支撑者保持幻椅式。飞行者面对面站立在支撑者前方，双手相握（可交叉相握）。

❷ 飞行者先放一只脚在支撑者大腿靠近膝盖的位置，并利用相互向后的对抗力，将身体托起，放另一只脚在支撑者另一个膝盖上。

保护 保护者在飞行者背后，双手分别放在飞行者骨盆两侧，以防其身体失稳。

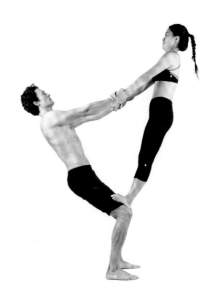

## 5.2.8　幻椅山式扭转 /Reverse Thighstand Twist

### 1. 准备动作：幻椅扭转式 /PARIRVRITTA UTKATASANA

站立，双脚并拢，屈膝，上半身扭转向右，左臂卡在右膝盖外，左手落地，右臂向上伸展。

### 2. 动作要领

❶ 支撑者保持幻椅式。飞行者面对面站立在支撑者前方，双手交叉相握。

❷ 飞行者先放一只脚在支撑者大腿靠近膝盖的位置，并利用相互向后的对抗力，将身体托起，放另一只脚在支撑者另一个膝盖上。

❸ 稳定后松开一只手臂向后伸展。交换双臂练习。

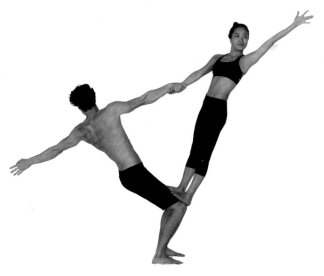

保护　保护者在飞行者背后，双手分别放在飞行者骨盆两侧，以防其身体失稳。

**5.2.9  旗式 /Flag**

**1. 准备动作：幻椅式 /UTKATASANA**

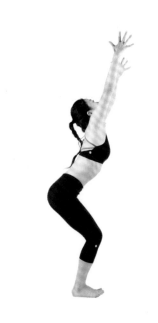

山式站立，双脚打开与肩同宽，屈膝，双臂向头顶伸展，掌心相对，保持胸腔、膝盖、脚尖在一条竖直线上，看双手中间。

**2. 动作要领**

❶ 在反幻椅山式基础上，支撑者膝盖并拢。飞行者将左脚踩到双大腿中间，脚尖向外，抬起右脚勾住支撑者脖子，转身向左。

❷ 支撑者左手抱住飞行者右大腿并向下用力，右臂向上伸展。

❸ 飞行者展开双臂在一条直线上。

**保护** 保护者在飞行者背后，双手分别放在飞行者骨盆两侧，以防其身体失稳。

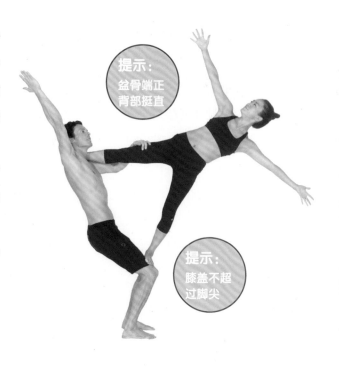

提示：
盆骨端正
背部挺直

提示：
膝盖不超
过脚尖

## 5.2.10 神猴平衡 1/Split Counterbalance I

### 1. 准备动作：神猴哈奴曼式 /HANUMANASANA

保持跪姿，左腿向前
伸直，双手落地，保持骨
盆端正，右膝向后直到双
腿打开 180°，向上伸直
双臂，掌心合十。

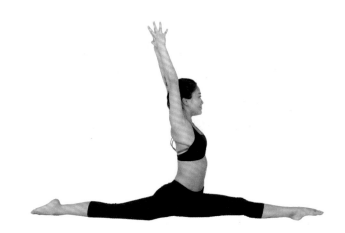

### 2. 动作要领

❶ 支撑者保持幻椅式。

❷ 飞行者背对支撑者保持屈膝坐姿，将肩胛骨放在支撑者大腿上，双手向上环
抱支撑者腰部，推起骨盆，将左腿抬起。

❸ 支撑者双手抓住飞行者左脚踝，上半身向后，直到支撑者右脚离地，支撑者
伸直右腿，并保持向下的对抗力；稳定后，支撑者慢慢松开左手向后伸展。

保护 保护者
在支撑者背后
保护其后背，
以防其后倒。

提示：
腿向下发力

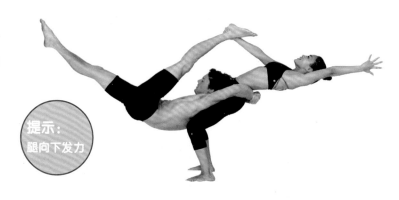

## 5.2.11　坐角平衡式 /Straddle Counterbalance

### 1. 准备动作：坐角式 /UPAVISHTA KONASANA A

保持坐姿，双腿分开，双臂两侧平举，上半身伸展向前落地。

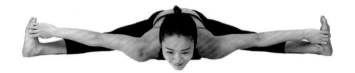

### 2. 动作要领

在神猴平衡式的基础上，支撑者双手抓飞行者脚踝，并将其双腿分开；飞行者骨盆向下提供对抗力。

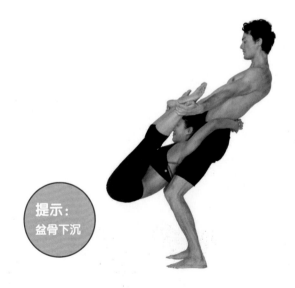

提示：
盆骨下沉

保护　保护者在支撑者背后保护其后背，以防其后倒。

## 5.2.12　倒挂金钩式 /Plow Counterbalance

### 1. 准备动作：犁式 /HALASANA

仰卧，双腿向上举过头顶，脚尖踩地，双臂向头顶伸展。

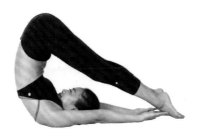

### 2. 动作要领

在坐角平衡式基础上，支撑者依次将飞行者双脚挂在肩膀上，背部提供向后对抗力，双臂两侧平举；稳定后，飞行者松开双臂两侧平举。

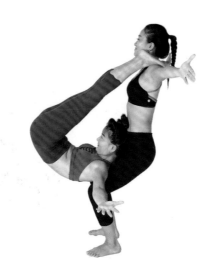

**保护**　保护者在支撑者背后保护其后背，以防其后倒。

5.2.13　坐角平衡式 2/Straddle Counterbalance Ⅱ

## 1. 准备动作：坐角式 /UPAVISHTA KONASANA A

保持坐姿，双腿分开，双臂两侧平举，上半身伸展向前落地。

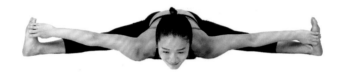

## 2. 动作要领

❶ 支撑者保持幻椅式，双脚打
　开与骨盆同宽。

❷ 飞行者双手放支撑者膝盖上，
　手臂伸直，背部挺直；一条
　腿抬起，待支撑者抓住脚踝
　后，核心用力，另一条腿向上，
　支撑者抓脚踝。

❸ 飞行者始终保持背部挺直，
　骨盆向前推；支撑者上半身
　向后给飞行者提供对抗力。

保护　保护者在支撑者背后保护其
后背，以防其后倒。

提示：
骨盆向
前用力

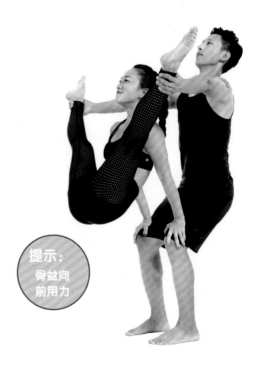

## 5.2.14　神猴轮式 /Wheel (Split) Counterbalance

### 1. 准备动作：轮式 /UPDHVA DHANURASANA

仰卧，屈膝双脚踩地，双手放头两边落地，手指指向双肩，核心用力，骨盆向上，伸直双臂，头向后伸展，看双手中间。

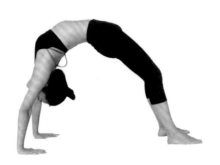

### 2. 动作要领

❶ 支撑者保持桥式，双手支撑住后腰。飞行者站立于支撑者腰旁边，将头放支撑者腿中间，双肩放在支撑者膝盖上手撑地，抬起双腿倒立，然后双手抱住支撑者后腰。

❷ 支撑者右手抓住飞行者左脚踝，并起身到轮式。继续利用对抗力向上起身，直到左臂离地。

**保护** 保护者在支撑者背后蹲姿保护，以防其后倒。

**提示：腿向下发力**

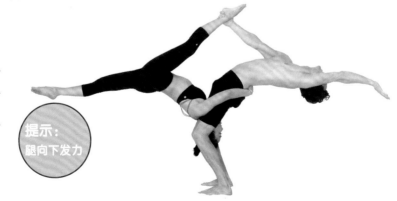

## 5.2.15　跷跷板式 /Seesaw Counterbalance

### 1. 准备动作：低位船式 /ARDHA NAVASANA

仰卧，双腿、背部同时离地，双臂向头顶伸展。

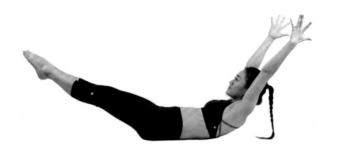

### 2. 动作要领

飞行者仰卧，双腿抬起呈肩倒立；支撑者将飞行者小腿夹在腋窝，骨盆放于大腿上，屈膝上半身后躺，直到飞行者身体水平。

**保护** 保护者分别在支撑者、飞行者旁侧，避免其身体向后倒。

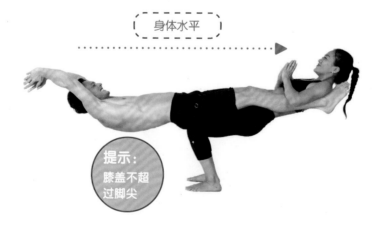

身体水平

提示：
膝盖不超
过脚尖

 **注意事项**

　　支撑者、飞行者均需保持核心收紧，背部挺直。

## 5.2.16 下犬平衡式 /Down Dog Counterbalance

### 1. 准备动作：手倒立 /ADHO MUKHA VRKSASANA

　　面对墙，双手与肩同宽落地，双臂用力推到肩膀打开，双腿与墙呈90°角。

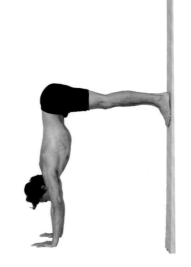

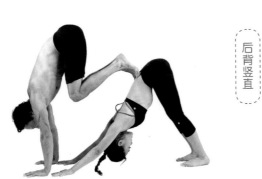

后背竖直

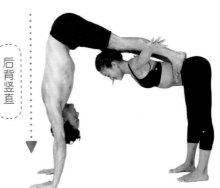

### 2. 动作要领

　　支撑者保持下犬式，飞行者双手放在支撑者双手前方，与肩同宽，双脚踩到支撑者的髋关节，伸展双腿将飞行者蹬起，保持倒立的稳定性。

**保护** 保护者在飞行者背后保护其后背，以防其后倒。

## 5.2.17　反燕式平衡 /Backlever

准备动作：蝗虫式 /SALABHASANA

俯卧，呼气时头部、胸腔、双腿同时离地，双臂向后伸直，臀部肌肉收紧，伸展大腿肌肉，保持自然的呼吸。

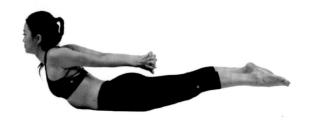

动作要领

❶ 支撑者保持幻椅式，双脚分开与飞行者肩膀同宽。

❷ 飞行者头放支撑者双腿中间，肩膀在支撑者大腿上，双臂向后伸展，待支撑者抓住小臂之后，向上跳到肩倒立，保持双臂的对抗力，慢慢伸直双腿，背部挺直或微微后弯。

(保护) 保护者在支撑者背后保持蹲姿，以防其后倒。

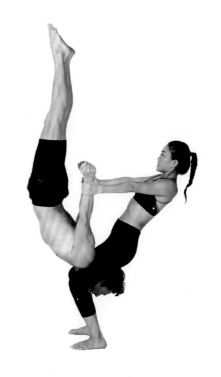

# 5.2.18　飞板式 /Planche

## 1. 准备动作：低位船式 /ARDHA NAVASANA

　　仰卧，吸气时双臂向头顶伸展；呼气时肩背、双臂、双腿同时向上抬起，核心始终收紧，保持自然的呼吸。

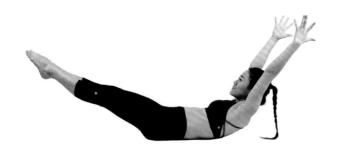

## 2. 动作要领

❶ 支撑者保持板式，双腿分开。

❷ 飞行者坐支撑者肩膀上，双脚钩住支撑者大腿内侧，收紧核心，上半身缓慢向后到板式。

❸ 飞行者重心向后时，支撑者借助对抗力将双腿向上。

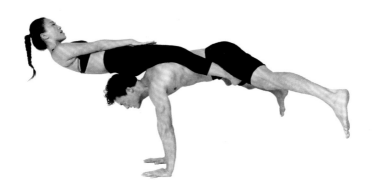

保护　保护者在飞行者背后，以防飞行者向后倒地。

## 5.2.19　龙式平衡 /Dragon Counterbalance

### 1. 准备动作：蝗虫式 /SALABHASANA

俯卧，呼气时头部、胸腔、臀部同时离地，双臂向后伸直，臀部肌肉收紧，伸展大腿肌肉，保持自然的呼吸。

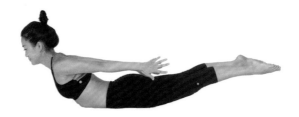

### 2. 动作要领

❶ 支撑者仰卧，飞行者站支撑者头两边，脚跟靠近支撑者斜方肌，打开胸腔，双臂向后伸展，看上方。

❷ 支撑者双臂抱住飞行者大腿前侧，待飞行者缓慢向前倾时，双臂发力控制飞行者不下掉；同时骨盆慢慢向上，脚跟压紧地面。

❸ 飞行者向前倾时放慢速度，并收紧背部，背部肌肉始终发力后展。

❹ 还原时，支撑者核心用力，骨盆向下，同时双臂发力将飞行者往回拉，飞行者收紧核心，骨盆向后还原。

保护　保护者在飞行者前侧，以防飞行者向前倒地。

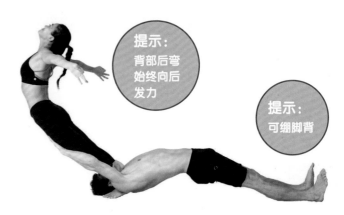

提示：
背部后弯
始终向后
发力

提示：
可绷脚背

5.2.20 泰坦尼克式 3/Titanic III

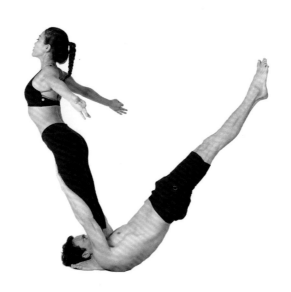

动作要领

❶ 支撑者仰卧，飞行者站支撑者头两边，脚跟靠近支撑者斜方肌，打开胸腔，双臂向后伸展，平视前方。

❷ 支撑者双臂抱住飞行者大腿前侧，待飞行者缓慢向前倾时，双臂发力控制飞行者不下掉；双腿向上，身体保持板式。

❸ 飞行者向前倾时放慢速度，并收紧背部，身体始终保持板式。

❹ 还原时，支撑者核心用力，骨盆向下，同时双臂发力将飞行者往回拉，飞行者收紧核心，骨盆向后还原。

（保护）保护者在飞行者前侧，避免飞行者向前倒地。

5.2.21　平衡的战士 /Balanced Warrior

## 1. 准备动作：史韦努式 /ANANATASANA

右侧卧，右手抓左脚脚踝，左手撑地，伸直左腿，左臂穿过左大腿内侧，向上伸展。

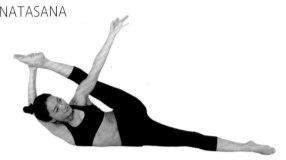

## 2. 动作要领

❶ 支撑者仰卧，双腿略分开。飞行者右脚放支撑者大腿中间，左脚放支撑者右髋旁。

❷ 支撑者上半身起，双手扶住飞行者右髋，手指朝外；飞行者抬起左脚，右手抓左脚背，左肩放膝盖窝，伸直左腿，左髋外展，左臂向左伸直。

❸ 支撑者后躺，将飞行者往头的方向送，直到双臂竖直，同时双腿夹紧飞行者右脚，伸直向下发力，与飞行者对抗。飞行者始终保持身体舒展，核心收紧，保持身体稳定。

（保护）保护者在飞行者身后保护，避免飞行者向后倒。

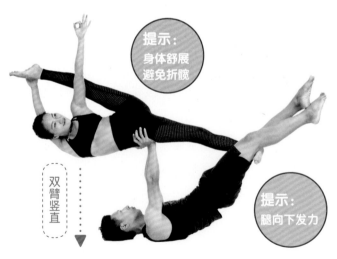

提示：
身体舒展
避免折髋

双臂竖直

提示：
腿向下发力

**注意事项**

完成平衡的战士动作，最重要的是飞行者要保持身体在一个竖直面上；支撑者双腿向下发力，给飞行者足够对抗。

# 5.3 展翅翱翔

## 5.3.1 前板式 /Front Plank

### 1. 准备动作：板式 /PHALANKASANA

双手打开与肩膀同宽，双臂保持垂直地面，收紧核心，腹肌、臀肌、背肌、双肩保持收缩，身体保持在一条直线上。

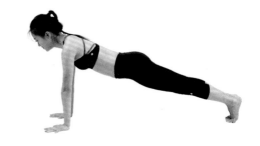

### 2. 动作要领

❶ 支撑者仰卧，屈膝双腿向上，将飞行者双脚放于自己骨盆旁边手可以摸到的地方。

❷ 支撑者的双脚互相平行地放在飞行者的骨盆前，手臂伸直做保护。

❸ 待飞行者上半身向前重心落到双脚上时，把飞行者蹬起来。双手采用虎口握法。

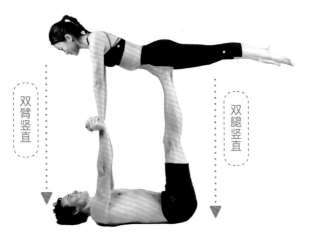

双臂竖直 　　 双腿竖直

**保护** 保护者在飞行者旁侧，一只手放飞行者胸下方，一只手放其双腿下方，避免其身体失稳。

**注意事项**

支撑者保持双臂、双腿竖直和稳定。飞行者保持身体舒展、收紧、稳定，始终保持板式。

##  5.3.2 前鸟式 /Front Bird

### 1. 准备动作：蝗虫式 /SALABHASANA

俯卧，呼气时头部、胸腔、双腿同时离地，双臂向后伸直，臀部肌肉收紧，伸展大腿肌肉，保持自然的呼吸。

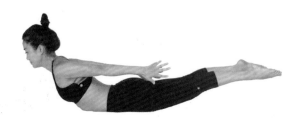

### 2. 动作要领

在前板式的基础上，飞行者保持核心稳定，借助支撑者前脚掌提供的推力，上半身向上，展开肩膀，双臂向后伸展，到前鸟式。

**保护** 保护者在飞行者旁侧，一只手放在飞行者胸部下方，一只手放在其双腿下方，避免其身体失稳。

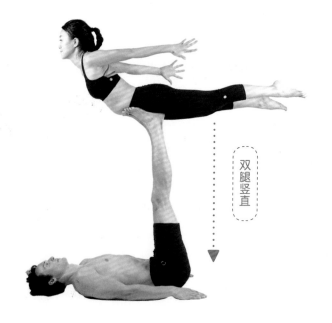

双腿竖直

### 5.3.3 半弓式 /Half Bow

**1. 准备动作：半弓式 /ARDHA DHANURASANA**

俯卧，双臂向前伸直，屈右膝，左手向后抓右脚，右脚向后蹬，上半身离地，左腿离地。

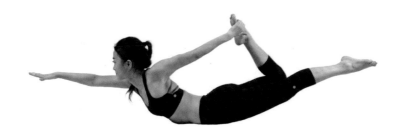

**2. 动作要领**

在前鸟式基础上，飞行者右手抓住右脚踝（或左脚踝，变式），伸直左臂水平向前。

**保护** 保护者在飞行者旁侧，一只手放在飞行者胸前，一只手放在其身后，避免其身体失稳。

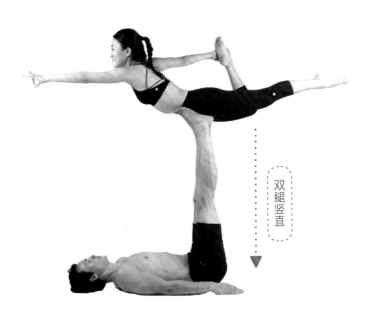

双腿竖直

   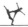

### 5.3.4 弓式 /Bow

#### 1. 准备动作：弓式 /DHANUR ASANA

俯卧，屈双膝，双手向后抓双脚踝，双脚向后蹬，上半身离地，大腿离地，双腿抬到足够高度后，双腿尽量并拢，抬头看向上方。

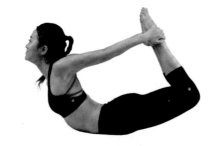

#### 2. 动作要领

在前鸟式的基础上，飞行者弯曲双膝，双手同时向后抓住双脚脚踝，打开肩膀向后伸展。支撑者调整脚的发力点控制飞行者的平衡。

**保护** 保护者在飞行者旁侧，一只手放在飞行者胸前，一只手放在其身后，避免其身体失稳。

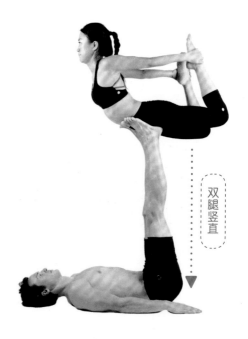

双腿竖直

#### 注意事项

飞行者双手抓双脚时，支撑者前脚掌尽量用力将其上半身推起；待飞行者抓住双脚向后发力时，支撑者慢慢减少前脚掌用力。

## 5.3.5　陨星式 /Side Star

### 1. 准备动作：半月式 /ARDHA CHANDRASANA

保持下犬式，右腿向前到手中间，双手向前，背部挺直，保持双臂竖直，打开与肩膀同宽，抬起左腿与上半身在一条直线上，左髋外展，左臂向上伸展，呈半月式。

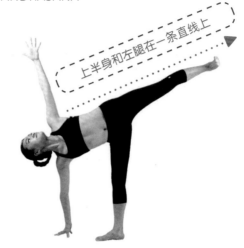

上半身和左腿在一条直线上 ▶

### 2. 动作要领

❶ 在前板式的基础上，支撑者将左脚尖向外，屈左膝直到飞行者找到平衡，右脚帮助飞行者左髋外展。

❷ 飞行者右手放在支撑者膝盖上，左髋外展后，左臂向天花板伸展，保持双腿分开。

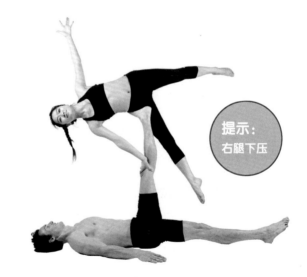

提示：
右腿下压

**保护**　保护者保护飞行者骨盆，检查支撑者左腿是否垂直，飞行者是否身体挺直。

**注意事项**

飞行者充分外展左髋、左肩，直到双肩竖直，左右髋竖直。右腿下压，并且双腿分开收紧。

## 5.3.6 舞王式 /Dancing Queen

1. 准备动作：舞式 /NATARAJASANA

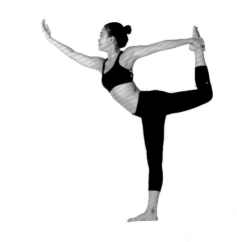

保持站姿，左手抓左脚踝，右臂水平向前伸展，慢慢将左腿向上抬起，呈舞式。

2. 动作要领

❶ 在陨星式的基础上，支撑者抓住飞行者左脚，手肘落地，给支撑者稳定的支持。

❷ 飞行者将骨盆转正，身体重心始终落在支撑者腿上，上半身向上，屈右膝，右手抓右脚到舞式。

❸ 保护者保护飞行者骨盆，检查支撑者右腿是否垂直。

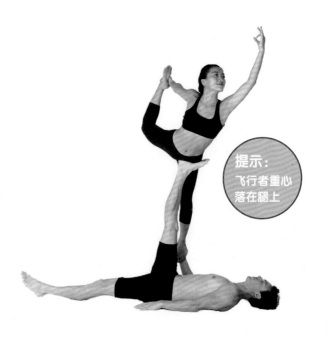

提示：
飞行者重心落在腿上

保护 保护者在旁侧，一只手放在飞行者胸前，一只手放在其背后，保护其身体稳定。

## 5.3.7 前肩倒立 /Shoulderstand

### 1. 准备动作：头倒立 /SALAMBA SIRSASANA

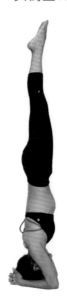

保持跪姿，小臂落地，十指交叉，保持手肘与肩膀同宽，头顶着地于小臂中间，手腕锁住后脑勺，脚尖踩地，膝盖离地，臀部向后，伸直双腿，核心用力，将双腿抬起到竖直的角度。

### 2. 动作要领

❶ 在前板式的基础上，支撑者屈膝扶住飞行者双肩偏后的位置，采用手肩握法。

❷ 飞行者双手抓住支撑者脚踝，身体始终保持板式。

❸ 支撑者双脚向上发力伸直，同时，飞行者双腿抬起到竖直，伸直双臂，支撑者双腿向后发力给飞行者提供对抗。

（保护） 保护者在旁侧，一只手在飞行者双腿前，一只手在其双腿后，保护其身体稳定。

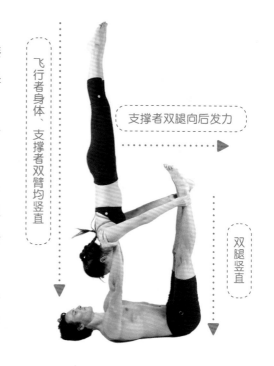

飞行者身体、支撑者双臂均竖直

支撑者双腿向后发力

双腿竖直

5.3.8　前肩倒立变式 1/Stag Shoulderstand Ⅰ

1. 准备动作：单腿山式 /EKAPADA TADASANA

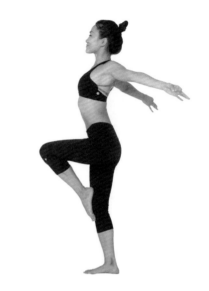

保持站姿，屈左膝，左脚踩右大腿前侧，双臂向后伸展。

2. 动作要领

❶ 在前肩倒立的基础上，飞行者屈左膝放在支撑者脚心，慢慢松开双手放于身体两边。

❷ 稳定后，支撑者右腿落地。

保护 保护者在旁侧，一只手在飞行者胸前，一只手在其背后，保护其身体稳定。

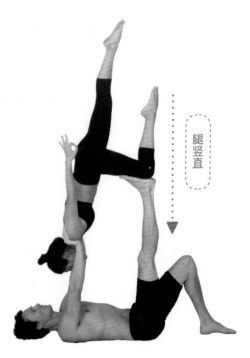

腿竖直

### 5.3.9　前肩倒立变式 2/Shoulderstand Ⅱ

## 1. 准备动作：三角头倒立式 /SALAMBA SIRSASANA

保持跪姿，双手与肩同宽落地，头放于双手前与双手呈三角形。脚尖踩地，膝盖离地。臀部向后，慢慢伸直双腿，核心用力，将双脚离地。

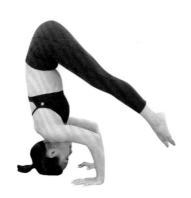

## 2. 动作要领

在前肩倒立的基础上，飞行者屈双脚踩支撑者小腿胫骨，双手从脚踝移到支撑者脚尖，慢慢伸直双腿。

**保护**　保护者在飞行者旁侧，保护其身体稳定。

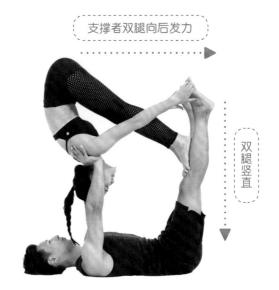

支撑者双腿向后发力

双腿竖直

5.3.10 双鹿角肩倒立式 /Double Stag Shoulderstand

## 1. 准备动作：单腿山式 /EKAPADA TADASANA

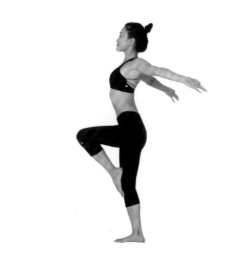

保持站姿，屈左膝，左脚踩右大腿前侧，双臂向后伸展。

## 2. 动作要领

❶ 在前肩倒立的基础上，飞行者屈左膝，左脚尖贴右膝盖，双手抓支撑者左膝盖窝，十指相扣；保持倒立稳定，身体微微向后倾。

❷ 支撑者屈左膝，骨盆离地，左脚尖贴右膝盖，右腿始终伸直，向下发力，给飞行者足够的对抗力。

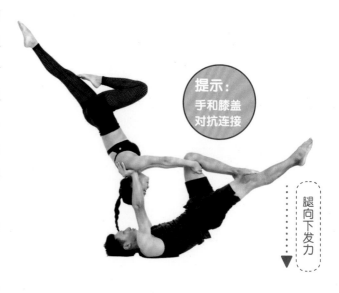

提示：
手和膝盖对抗连接

腿向下发力

**保护** 保护者在飞行者旁侧，保护其身体稳定。

## 5.3.11 小臂支撑肩倒立式 2/Shoulderstand on Forearms

### 1. 准备动作：三角头倒立式/SALAMBA SIRSASANA II

保持跪姿，双手与肩同宽落地，头放于双手前与双手呈三角形。脚尖踩地，膝盖离地。臀部向后，慢慢伸直双腿，核心用力，将双腿抬起到竖直的角度。

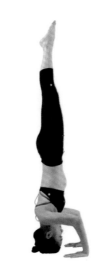

### 2. 动作要领

❶ 在前板式的基础上，支撑者屈膝，在飞行者脖子后侧十指相扣。

❷ 飞行者双手抓住支撑者手肘，自己手肘向内收，抬头给支撑双手对抗，身体始终保持板式。

❸ 支撑者双脚向上，将飞行者推起，直到飞行者身体竖直，同时保持自己大臂竖直，小臂水平，平衡后，双腿落地。

飞行者身体、支撑者双臂均竖直

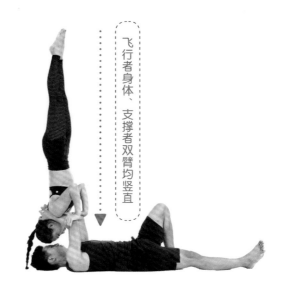

保护 保护者在旁侧，一只手放在飞行者双腿前，一只手放在其双腿后，保护其身体稳定。

## 5.3.12　大臂倒立式 /Triceps Stand

### 1. 准备动作：头倒立式 /SALAMBA SIRSASANA

保持跪姿，小臂落地，十指交叉，保持手肘与肩膀同宽，头顶着地于小臂中间，手腕锁住后脑勺，脚尖踩地，膝盖离地，臀部向后，伸直双腿，核心用力，将双腿抬起到竖直的角度。

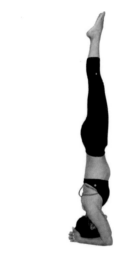

### 2. 动作要领

❶ 在前板式的基础上，飞行者双手扶住后腰，屈左膝，左脚尖贴右膝盖，始终保持身体形状。

❷ 支撑者屈膝，双手握住飞行者大臂，双脚向上，将飞行者推起，直到飞行者身体重心落到自己双臂上，稳定后，双腿慢慢落地。

（保护）　保护者在旁侧，一只手放在飞行者前侧，一只手放在其背后，保护其身体稳定。

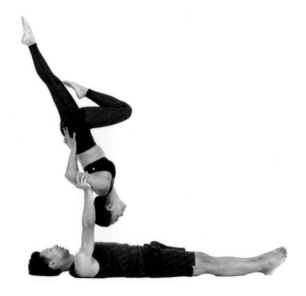

 **注意事项**

飞行者手肘向内发力，始终保持核心收紧，保持身体形状。

## 5.3.13　伸展的叶子式/Super Yogi

### 1. 准备动作：猫伸展式/ANAHATASANA

保持跪姿，双臂向前伸展，充分打开腋窝，直到胸腔、下巴落地，保持大腿垂直地面。

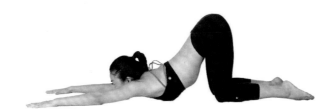

### 2. 动作要领

❶ 在前板式的基础上，支撑者调整双脚呈外八字放在飞行者腹股沟处。

❷ 飞行者分开双腿，上半身向前，双臂向前伸展。

**保护**　保护者在飞行者身后，保护其骨盆稳定。

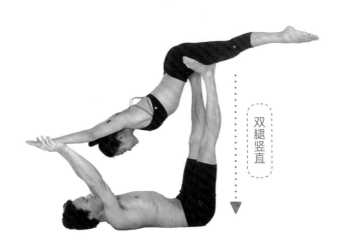

双腿竖直

5.3.14　能量的叶子式 /Seal

## 1. 准备动作：坐角式 /UPAVISHTA KONASANA A

保持坐姿，双腿分开，上半身伸展向前落地，背后十指交叉。

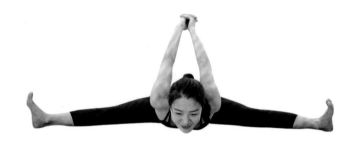

## 2. 动作要领

❶ 在伸展叶子的基础上，飞行者上半身向下，双臂向背后伸展，十指交叉。

❷ 支撑者握住飞行者手腕，向下拉，充分伸展飞行者双肩。

**保护**　保护者在飞行者身后，保护其骨盆稳定。

双腿竖直

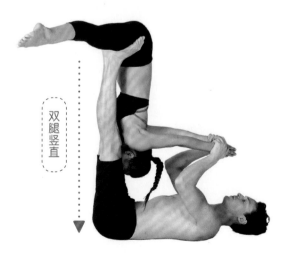

## 5.3.15 扭转的叶子式/Prasarita Twist

### 1. 准备动作：坐角式/PARIVRITTA KONASANA

保持坐姿，双腿分开，上半身向右扭转，左手抓右脚，右臂向后伸展，看右手。

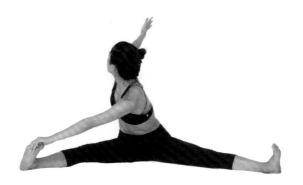

### 2. 动作要领

在能量的叶子基础上，飞行者向右扭转身体，左手抓住右脚踝，上半身向右扭转，右手臂向背后伸展。

**保护** 保护者在飞行者身后，保护其骨盆稳定。

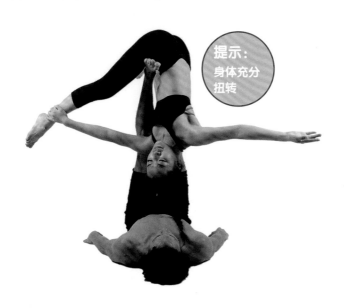

提示：
身体充分
扭转

### 5.3.16 鳄鱼式 /Crocodile

**1. 准备动作：鳄鱼式 /MAKARASANA**

俯卧，屈右膝，左腿放右脚上；屈左膝向后扭转；手肘落地，双手托住下巴。

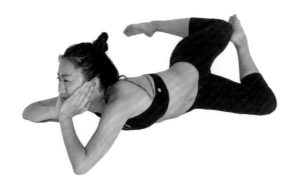

**2. 动作要领**

❶ 在伸展的叶子基础上，支撑者双手握住飞行者手肘，将飞行者上半身推起。

❷ 飞行者抬头，双手托住下巴，飞行者弯曲双膝，双脚脚心相贴。

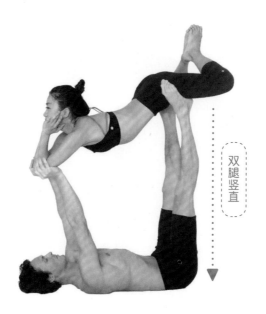

双腿竖直

❸ 支撑者屈左膝，同时将飞行者上半身转向左侧；换屈右膝，同时将飞行者上半身转向右侧。

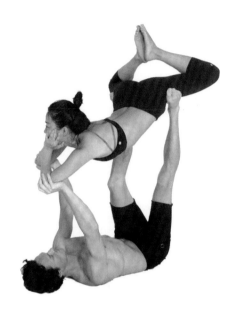

 保护者在飞行者身后，保护其骨盆稳定。

**注意事项**

支撑者保持双臂稳定，双腿向后蹬，充分伸展飞行者腰部。

## 5.3.17 旋转的桌子式 /Turn table

### 1. 准备动作：束角式 /BADDHA KONASANA

保持坐姿，膝盖分开，脚心相贴，脚跟靠近耻骨，双手抓住脚踝，保持后背挺直。

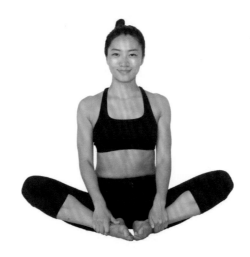

### 2. 动作要领

❶ 在伸展的叶子式的基础上，支撑者弯曲膝盖；飞行者的上半身向后穿过支撑者双腿，屈膝双手抓脚踝，并始终收紧身体。

❷ 支撑者帮助飞行者身体穿过双腿后，左手放在飞行者骶骨上，右手放在肩胛骨中间，右手肘落腹部上；屈右膝，右小腿支撑飞行者双肩，并向右上方推，直到双臂竖直，松开双脚落地。

❸ 稳定后，飞行者可以伸直双腿打开。

保护 保护者在旁侧保护飞行者背部，以防其坠落。

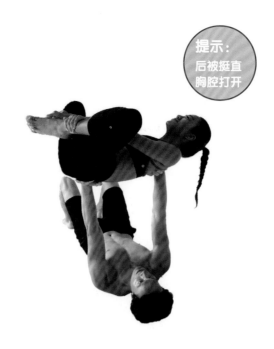

提示：
后被挺直
胸腔打开

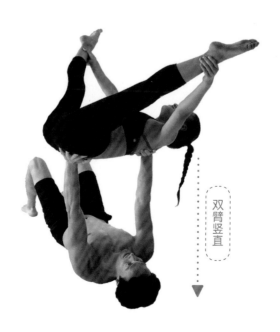

双臂竖直

## 5.3.18　自助餐式 /Open Buffet

### 1. 准备动作：坐角 B 式 /UPAVISHTA KONASANA

　　保持坐姿，双手抓大脚趾，重心落到骨盆上，脚跟离地，向前伸直双腿，稳定后双腿向两边打开，始终保持背部挺直。

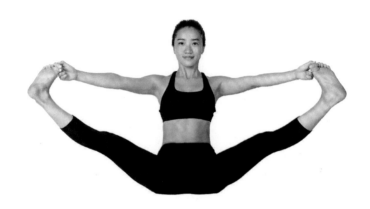

### 2. 动作要领

❶ 在旋转的桌子式的基础上，支撑者弯曲双膝，将双脚替代双手位置，放于飞行者的后背，慢慢伸直双腿将飞行者蹬起。

❷ 飞行者始终保持身体收紧、平衡。

保护　保护者在旁侧保护飞行者背部，以防其坠落。

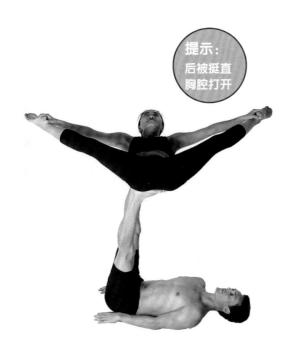

提示：
后被挺直
胸腔打开

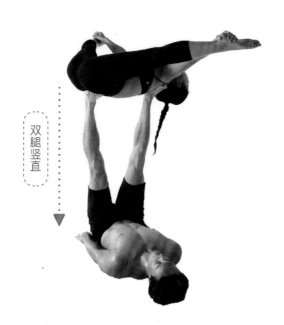

双腿竖直

5.3.19　小腿支撑山式 /Mountain on Shins

**1. 准备动作：山式 /SAMASTHITI**

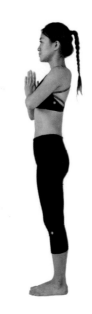

　　双腿并拢站立，双脚脚跟和大脚趾相互贴紧，伸展所有脚趾平放于地面；腿部伸直肌肉收紧，膝盖向上提升，收紧臀部，收腹，挺胸，脊柱向上伸展，颈部挺直，身体重量均匀分布在脚掌上。

**2. 动作要领**

❶ 支撑者仰卧，屈膝。

❷ 飞行者虎口握法握住支撑者双手，双脚依次踩在支撑者小腿上。

❸ 支撑者双手握住飞行者脚踝，飞行者慢慢起身。

（保护）保护者在旁侧，一只手放在飞行者胸前，一只手放在其背后，保护其身体稳定。

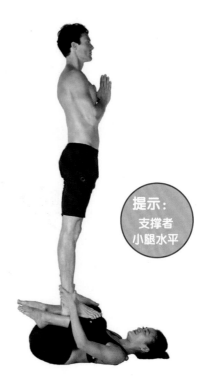

提示：
支撑者
小腿水平

## 5.3.20　小腿支撑幻椅式 /Chair on Shins

**1. 准备动作：幻椅式 /UTKATASANA**

山式站立，双脚打开与肩同宽，屈膝，双臂向头顶伸展，掌心相对，保持胸腔、膝盖、脚尖在一条竖直线上，看双手中间。

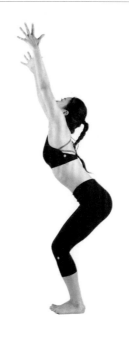

**2. 动作要领**

在小腿支撑山式的基础上，飞行者屈膝，双臂向上伸展，抬头看向上方。

**保护**　保护者在旁侧，一只手放在飞行者胸前，一只手放在其背后，保护其身体稳定。

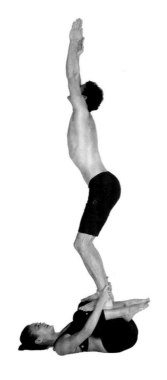

## 5.3.21 小腿幻椅扭转式 /Chair Twist on Shins

1. 准备动作：幻椅扭转 /PARIRVRITTA UTKATASANA

站立，双脚并拢，屈膝，上半身向右扭转，左臂卡在右膝盖外，左手落地，右臂向上伸展。

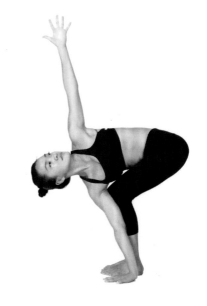

2. 动作要领

在小腿支撑山式的基础上，飞行者屈膝，向右扭转，左手肘放膝盖外侧，看向上方。

保护 保护者在旁侧，一只手放在飞行者胸前，一只手放在其背后，保护其身体稳定。

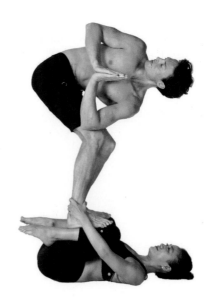

## 5.3.22　小腿支撑前屈式 /Chair on Shins

### 1. 准备动作：前屈式 /UTTANASANA B

保持山式站姿，上半身前屈，双腿始终伸直，调整骨盆在脚跟正上方，双手落双脚外侧。

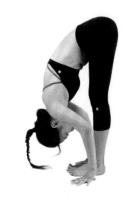

### 2. 动作要领

在小腿支撑幻椅式的基础上，飞行者上半身前屈，双手抓脚踝。

**保护** 保护者在旁侧，一只手放在飞行者背后，一只手放在其腿后，保护其身体稳定。

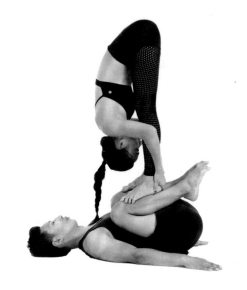

瑜伽艺术

### 5.3.23　F2F 蹲式 /F2F Squat Sit

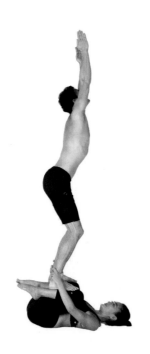
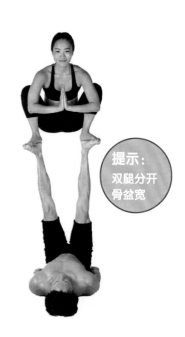

提示：
双腿分开
骨盆宽

动作要领

❶ 在小腿支撑幻椅式的基础上，支撑者采用虎口握法握住飞行者双手，待飞行者将重心移到双臂上后，依次将双脚与飞行者脚心相对支撑住飞行者。

❷ 待飞行者蹲姿保持稳定后，支撑者伸直双腿；飞行者手肘在小腿前侧，胸前合掌。

**保护** 保护者在旁侧，一只手放在飞行者胸前，一只手放在其背后，保护其上半身。

## 5.3.24　F2F 蹲式扭转 /F2F Squat Twist

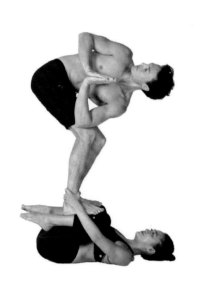

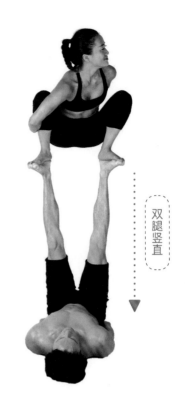

双腿竖直

动作要领

　　在蹲式的基础上，飞行者右臂绕过小腿向后，双手相握在背后，胸腔向左后方，看左后方。

保护　保护者在旁侧，一只手放在飞行者胸前，一只手放在其背后，保护其身体稳定。

注意事项

　　飞行者扭转时动作应缓慢，保持身体稳定。

### 5.3.25　F2F 山式 /F2F Mountain

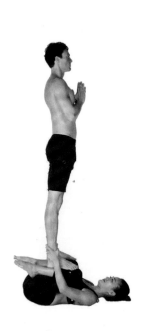

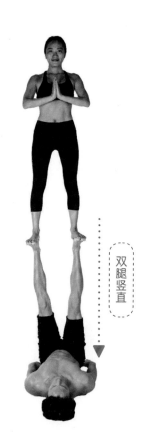

双腿竖直

动作要领

❶ 在小腿支撑幻椅式的基础上，支撑者采用虎口握法握住飞行者双手，待飞行者将重心移到双臂上后，依次将双脚与飞行者脚心相对支撑住飞行者。

❷ 待飞行者蹲姿保持稳定后，支撑者伸直双腿；飞行者慢慢起身，站直。

保护　保护者在飞行者旁侧，保护其身体稳定。

**注意事项**

飞行者始终保持身体收紧，重心平稳。

# 5.3.26  F2F 前屈式 /F2F Forward Bend

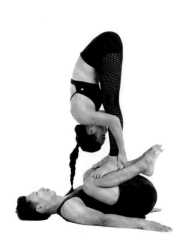

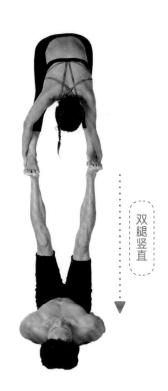

双腿竖直

动作要领

❶ 在F2F山式的基础上，飞行者保持身体重心落在双脚中间，慢慢将上半身前屈，双手抓脚踝。

❷ 支撑者保持双腿肌肉收紧、稳定。

**保护**　建议前后各有一名保护者，以防飞行者向前或向后失稳。

### 5.3.27　F2F 分腿式 /F2F Straddle

**1. 准备动作：坐姿摆腿式 /ADDUCTORAND ABDUCTOR**

练习坐姿摆腿式加强大腿肌肉控制力（动作要领参见第 4 章坐姿摆腿式）。

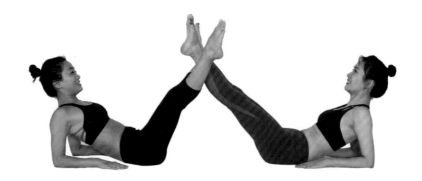

**2. 动作要领**

❶ 在 F2F 蹲式的基础上，支撑者和飞行者都双臂交叉（右臂前，左臂后），采用虎口握法双手相握，双臂始终伸直，双脚保持紧密的连接。

❷ 待飞行者将重心转移到双臂上时，支撑者有控制地打开双腿直到飞行者双腿伸直。

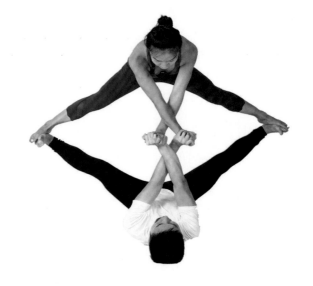

保护　保护者站飞行者身后，保护其骨盆始终在支撑者骨盆正上方。

**注意事项**

飞行者将身体重量更多落在双臂上。大腿向内发力。

## 5.3.28 鹰式 /Eagle

### 1. 准备动作：鹰式 /VAJRASANA GARUDASANA

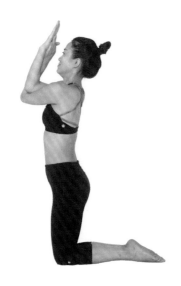

保持跪姿，双臂交叉抱着肩胛骨，重叠手肘，竖起小臂缠绕，掌心合十。

### 2. 动作要领

❶ 支撑者仰卧屈膝，飞行者将小腿放在支撑者脚上，双手采用虎口握法。

❷ 待飞行者重心前移后，支撑者将其蹬起。

❸ 飞行者慢慢直立上半身，双臂交叉抱着肩胛骨，再重叠手肘，竖起小臂缠绕，掌心合十，到达鹰式。

**保护** 保护者在旁侧，一只手放在飞行者胸前，一只手放在其背后，保护其身体稳定。

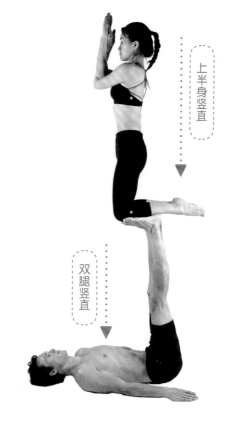

上半身竖直

双腿竖直

## 5.3.29　骆驼式 /Camel

**1. 准备动作：骆驼式 /USTRASANA**

　　保持跪姿，双腿靠拢，双手放臀部上，骨盆向前，后弯，双手分别放于双脚跟上，脊柱尽量向大腿方向推，大腿始终竖直，打开胸腔，到骆驼式。

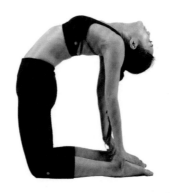

**2. 动作要领**

　　在鹰式的基础上，飞行者松开双手，骨盆向前，打开胸腔，双手分别放于双脚跟上，到达骆驼式。

**保护**　保护者在旁侧，一只手放在飞行者胸前，一只手放在其背后，保护其身体稳定。

大腿竖直

双腿竖直

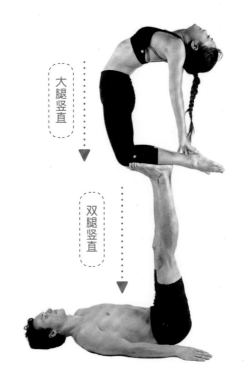

## 5.3.30 婴儿式 /Child's Pose

### 1. 准备动作: 婴儿式 /BALASANA

保持跪姿,双膝并拢,臀部坐到脚跟上,腹部贴向大腿,手臂伸展向后,额头落地,充分放松双肩、背部、脊柱。

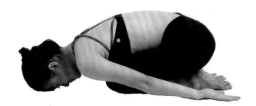

### 2. 动作要领

在骆驼式的基础上,飞行者臀部坐到脚跟上,额头向下,双手向后伸展,手背朝下,呈婴儿式。

**保护** 保护者在旁侧,一只手放在飞行者胸前,一只手放在其背后,保护其身体稳定。

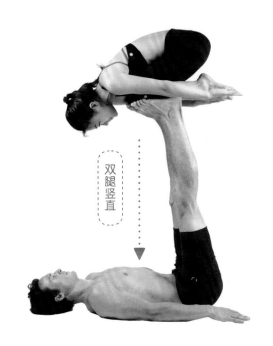

双腿竖直

# 5.4 优雅的美人鱼

### 5.4.1 龙椅式 /Throne

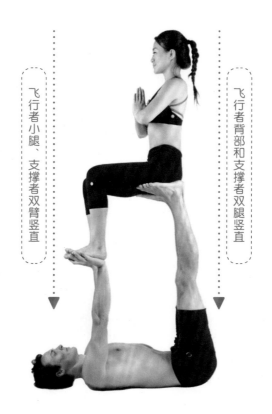

飞行者小腿、支撑者双臂竖直

飞行者背部和支撑者双腿竖直

## 动作要领

❶ 支撑者仰卧屈膝，大腿靠近腹部，小腿竖直。

❷ 飞行者放双脚在支撑者头两边，屈膝放臀部在支撑者双脚上。

❸ 支撑者双手抓住飞行者脚踝，双腿和双臂同时发力将飞行者托起，再转换为手脚握法。

**保护** 保护者站在飞行者身后，保护其骨盆始终在支撑者骨盆正上方。

## 5.4.2 手支撑山式（反）/Reverse Low Foot to Hand

### 1. 准备动作：山式 /SAMASTHITI

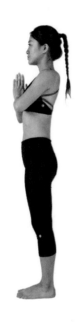

双腿并拢站立，双脚脚跟和大脚趾相互贴紧，伸展所有脚趾平放于地面；腿部伸直，肌肉收紧，膝盖向上提升，收紧臀部，收腹，挺胸，脊柱向上伸展，颈部挺直，身体重量均匀分布在脚掌上。

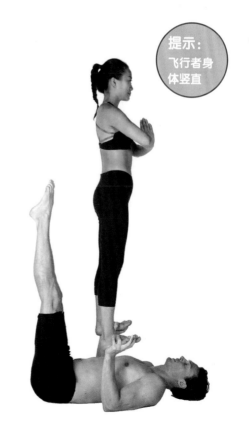

提示：
飞行者身体竖直

### 2. 动作要领

❶ 在龙椅式的基础上，支撑者弯曲手肘落地，保持小臂竖直。

❷ 飞行者直立上半身，保持身体重心落在脚掌正中。双手在胸前合十。

**保护** 保护者在旁侧，一只手放在飞行者胸前，一只手放在其背后，保护其身体稳定。

5.4.3 低位手支撑山式 /Low F2H

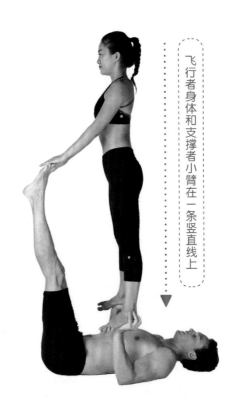

飞行者身体和支撑者小臂在一条竖直线上

动作要领

❶ 支撑者仰卧，双腿向上伸直，手肘贴紧胸腔落地，小臂向上保持竖直。

❷ 飞行者双手落在支撑者双脚上，双脚依次放在支撑者掌心上，保持小腿和支撑者的小臂在一条竖直线上。支撑者确保食指、中指托住飞行者的脚跟。

❸ 飞行者双腿和核心收紧，保持山式。

**保护** 保护者在旁侧，一只手放在飞行者胸前，一只手放在其背后，保护其身体稳定。

## 5.4.4　高位手支撑山式 /High F2H

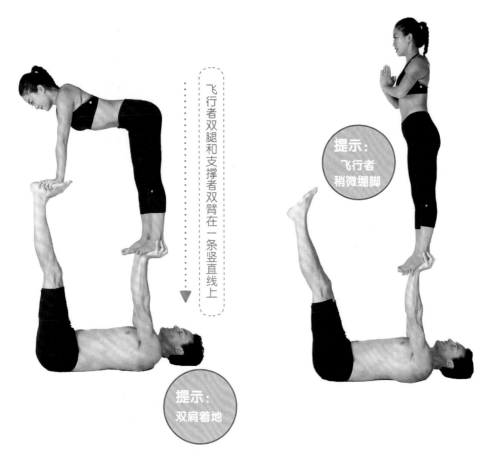

飞行者双腿和支撑者双臂在一条竖直线上

提示：
飞行者
稍微绷脚

提示：
双肩着地

动作要领

❶ 在低位手支撑山式基础上，飞行者上半身前倾，重心落到支撑者双腿上。

❷ 待支撑者伸直双臂时，飞行者收紧核心，骨盆向上。

❸ 稳定后，核心用力稳定起身到山式，保持身体重心落在双腿正中，收紧身体。

保护　保护者在旁侧，一只手放在飞行者胸前，一只手放在其背后，保护其身体稳定。

5.4.5  莲花椅式 /Lotus

### 1. 准备动作：莲花式 /PADMASANA

保持坐姿，屈左膝，左脚放于右大腿根部，屈右膝，右脚放于左大腿根部，脚心翻转向上；挺直后背，双手智慧手印放于双膝。

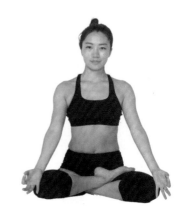

### 2. 动作要领

在龙椅式的基础上，飞行者屈左膝，将左脚放于右大腿根，再屈右膝，将右脚放在左大腿跟，呈全莲花坐姿。

**保护**  保护者站在飞行者身后，保护其骨盆始终在支撑者骨盆正上方。

**注意事项**

膝盖受伤者应遵照医嘱练习莲花坐姿，有任何不适感，立即停止练习。

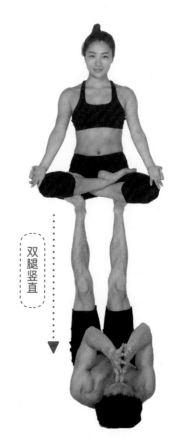

双腿竖直

## 5.4.6　蹲龙式 /Straddle Throne

### 1. 准备动作：脚尖式 /MALASANA

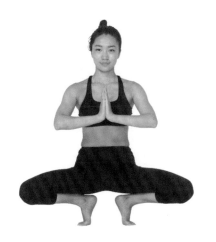

站立，双手在胸前合十，脚跟贴紧，脚尖分开呈外八字，屈膝脚跟离地，臀部坐到小腿上，始终保持双腿分开到极限，背部挺直。

### 2. 动作要领

❶ 支撑者仰卧屈膝，大腿靠近腹部，小腿竖直。

❷ 飞行者面对面将双脚放在支撑者骨盆两边，分开腿呈蹲式。

❸ 支撑者双脚放在飞行者大腿后侧靠近膝盖的位置，双手采用虎口握法握住飞行者双手。

❹ 待飞行者重心前移后将飞行者蹬起。

❺ 飞行者依次将双脚勾住支撑者的小腿，再借助核心直起上半身，双手在胸前合十。

保护　保护者站在飞行者身后，保护其骨盆始终在支撑者骨盆正上方。

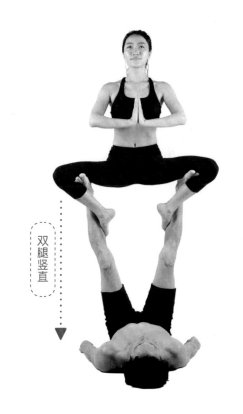

双腿竖直

### 5.4.7 忍者式 /Ninja

1. 准备动作：忍者式 /SKANDASANA

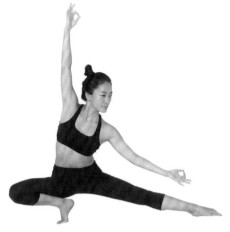

站立，双手在胸前合十，双脚分开两倍肩宽，屈右膝下蹲，保持左腿伸直，背部挺直。左手智慧手印向左伸展，右手智慧手印向头顶伸展，看左手。

2. 动作要领

在蹲龙式的基础上，飞行者伸直左腿，左手智慧手印向左伸展，右手智慧手印向头顶伸展，看左手。

保护 保护者站在飞行者身后，保护其骨盆始终在支撑者骨盆正上方。

**注意事项**

飞行者转换动作时，切忌速度过快失稳。

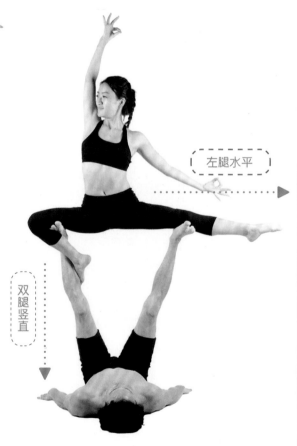

左腿水平

双腿竖直

## 5.4.8 忍者式 2/Ninja Ⅱ

### 1. 准备动作：忍者式 /SKANDASANA

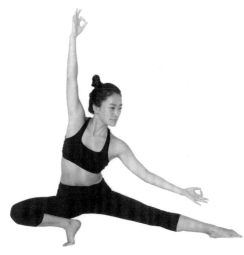

站立，双手在胸前合十，双脚分开两倍肩宽，屈右膝下蹲，保持左腿伸直，背部挺直。左手智慧手印向左伸展，右手智慧手印向头顶伸展，看左手。

### 2. 动作要领

❶ 在忍者式的基础上，支撑者屈右膝，手抓飞行者脚踝，将右脚放飞行者左脚下，慢慢伸直右腿。

❷ 飞行者始终保持身体收紧。

**保护** 保护者站在飞行者身后，保护其骨盆始终在支撑者骨盆正上方。

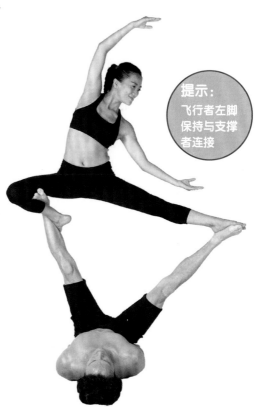

**提示：**
**飞行者左脚保持与支撑者连接**

**注意事项**

飞行者始终保持身体收紧，重心平稳。

## 5.4.9　指南针式 /Compass Pose

### 1. 准备动作：指南针式 /PARIVRTTA SURY YANTRASANA

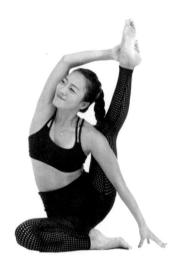

保持坐姿，弯曲右膝，右脚靠近耻骨，右手抓左脚背，伸直左腿，看向右上方。

### 2. 动作要领

❶ 在蹲龙式的基础上，飞行者双手握支撑者双手，将左脚踩支撑者脚掌靠脚跟的位置，脚尖朝外，起身，左手抓支撑者脚掌中间位置，右手抓自己左脚，伸直左腿，挺直背部，看右上方。

❷ 支撑者双腿收紧，控制飞行者平衡。

（保护）保护者站在飞行者身后，保护其骨盆始终在支撑者骨盆正上方。

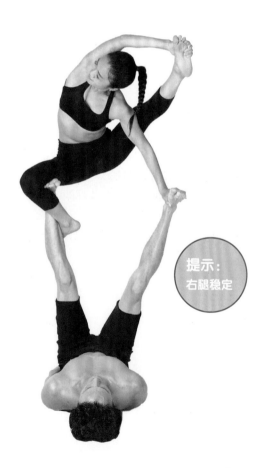

提示：
右腿稳定

## 5.4.10　美人鱼式 1/Mermaid Ⅰ

### 1. 准备动作：鸽子式 /RAJA KAPOTASANA

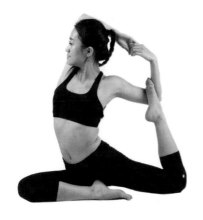

保持坐姿，弯曲右膝，右脚靠近耻骨，左腿向后伸直，然后屈膝，将左脚放于左手肘心，在后脑勺交叉手指。

### 2. 动作要领

❶ 在忍者式的基础上，飞行者向右转身，双手扶住支撑者左脚，慢慢内旋左腿，直到将左腿前侧放在支撑者脚心。

❷ 弯曲左膝，将脚尖放在手肘心，在后脑勺十指相扣。

（保护）保护者站在飞行者身后，保护其骨盆始终在支撑者骨盆正上方，避免飞行者上半身前倾。

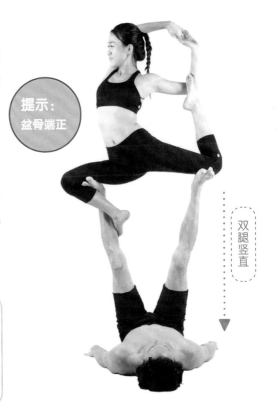

提示：
盆骨端正

双腿竖直

#### 注意事项

飞行者内旋左腿时动作尽量缓慢，支撑者同时慢慢将右脚前移，确保飞行者大腿前侧落在自己脚心上。

5.4.11　美人鱼式 2/Mermaid Ⅱ

## 1. 准备动作：鸽王式 /EKA PADA RAJA KAPOTASANA

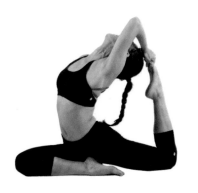

保持坐姿，弯曲右膝，右脚靠近耻骨，左腿向后伸直，然后屈膝，左手抓住左脚尖，左手肘转向上方。

## 2. 动作要领

在忍者式的基础上，飞行者向右转身，双手扶住支撑者左脚，慢慢内旋左腿，直到将左腿前侧放在支撑者脚心。左手抓住左脚尖，左手肘转向上方。

**保护** 保护者站在飞行者身后，保护其骨盆始终在支撑者骨盆正上方，避免上半身失稳。

 **注意事项**

飞行者内旋左腿时动作尽量缓慢，支撑者同时慢慢将右脚前移，确保飞行者大腿前侧落在自己脚心上。

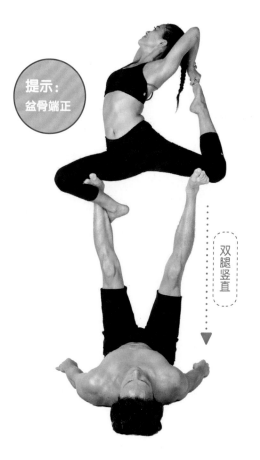

提示：
盆骨端正

双腿竖直

## 5.4.12　美人鱼式 3/Mermaid III

### 1. 准备动作：鸽王式 /EKA PADA RAJA KAPOTASANA

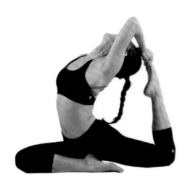

保持坐姿，弯曲右膝，右脚靠近耻骨，左腿向后伸直，然后屈膝，左手抓住左脚尖，左手肘转向上方。

### 2. 动作要领

❶ 在忍者式的基础上，支撑者屈右膝，右手抓飞行者脚踝；飞行者骨盆向右转，始终保持上半身竖直。

❷ 支撑者右手握飞行者左膝；飞行者屈左膝，左手抓住左脚尖，左手肘转向上方。

**保护** 保护者站在飞行者身后，保护其骨盆始终在支撑者骨盆正上方，避免上半身失稳。

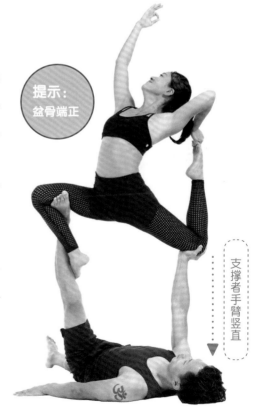

提示：
盆骨端正

支撑者手臂竖直

## 5.4.13　神猴王式 /Split on Feet

### 1. 准备动作：神猴哈努曼式 /HANUMANASANA

保持跪姿，右腿向前伸直，双手落地，保持骨盆端正，左膝向后直到双腿打开 180°，伸直双臂向上，掌心合十。

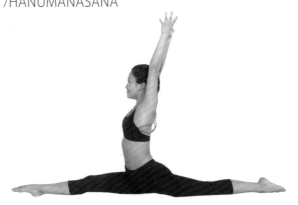

### 2. 动作要领

在美人鱼式 1 的基础上，飞行者伸直左腿，双手分别抓支撑者左脚脚尖和脚跟，将支撑者左脚移至自己脚踝下方，吸气，背部伸展，呼气上半身向右腿折叠。

（保护）保护者站在飞行者身后，保护其骨盆始终在支撑者骨盆正上方，避免上半身失稳。

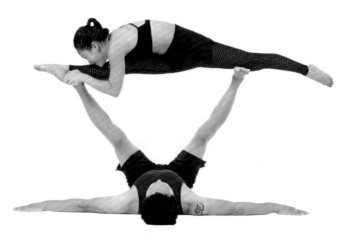

**注意事项**

飞行者在将支撑者左脚前移时动作尽量缓慢；支撑者始终保持双腿肌肉收紧。

## 5.4.14　沉思者式 /Thinker

### 1. 准备动作：莲花脚尖式 /EK APADA PRAPADASANA

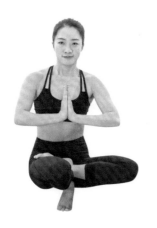

保持山式站姿，屈左膝，左脚放右大腿根部，屈右膝下蹲，直到坐到右脚跟上，双手在胸前合十。

### 2. 动作要领

❶ 在蹲龙式的基础上，飞行者松开左腿慢慢放在右大腿上，将重心转移到右边。

❷ 支撑者右腿始终托住飞行者骨盆，帮助飞行者转移重心，但是不发力；等飞行者完成重心转移后，右腿落地。

（保护）保护者站在飞行者身后，保护其骨盆，避免上半身失稳。

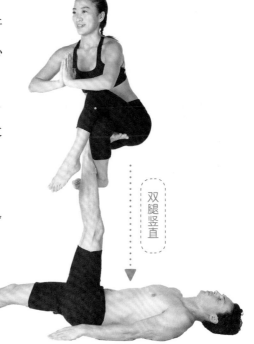

双腿竖直

5.4.15　新月式 /New Moon

### 1. 准备动作：云雀式 /KAPOTASANA（ARDHA/SALAMBA）

保持坐姿，弯曲右膝，右小腿横放，左腿向后伸直，挺直上半身，双臂向上伸展，掌心合十。

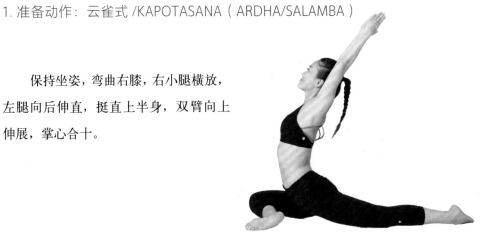

### 2. 动作要领

❶ 在忍者式的基础上，支撑者屈右膝，双手抓住飞行者左脚踝。

❷ 飞行者向右后方转身，双臂向上伸展，掌心合十；稳定后支撑者右臂落地。

保护　保护者站在飞行者身后，保护其骨盆，避免上半身失稳。

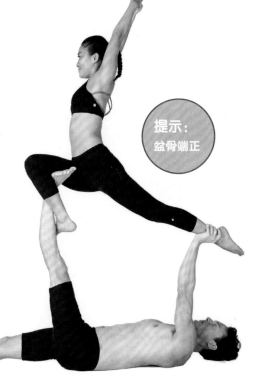

提示：
盆骨端正

## 5.4.16　后蹲龙式 /Reverse Straddle Throne

### 1. 准备动作：脚尖式 /PRAPADASANA

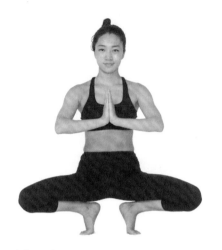

站立，双手在胸前合十，脚跟贴紧，脚尖分开呈外八字，屈膝脚跟离地，臀部坐到小腿上，始终保持双腿分开到极限，背部挺直。

### 2. 动作要领

❶ 支撑者仰卧屈膝，大腿靠近腹部，小腿竖直。

❷ 飞行者背对将双脚放在支撑者骨盆两边，分开腿成蹲式。

❸ 支撑者双脚放在飞行者大腿后侧靠近膝盖的位置，双手采用虎口握法握住飞行者双手。

❹ 待飞行者重心向后，将飞行者蹬起。

❺ 飞行者依次将双脚勾住支撑者的小腿，再借助核心直起上半身，双手在胸前合十。

**保护** 保护者在旁侧，一只手放在飞行者胸前，一只手放在其背后，保护其身体稳定。

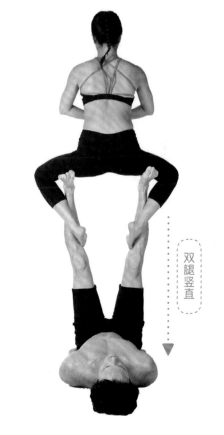

双腿竖直

### 5.4.17 瀑布式 /Waterfall

**1. 准备动作：骆驼式 /USTRASANA**

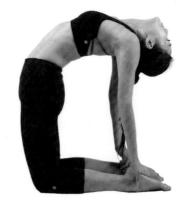

保持跪姿，双腿靠拢，双手放臀部上，骨盆向前，后弯，双手分别放于双脚跟上，脊柱尽量向大腿方向推，大腿始终竖直，打开胸腔，到骆驼式。

**2. 动作要领**

在后蹲龙的基础上，飞行者骨盆向前，上半身后弯；支撑者双腿稳定，前脚掌发力提供支撑。

**保护** 保护者在旁侧，一只手放在飞行者胸前，一只手放在其背后，保护其身体稳定。

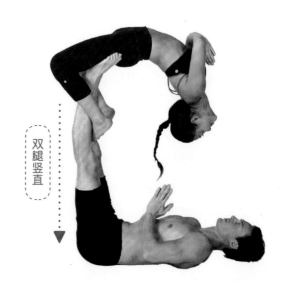

双腿竖直

# 5.5 蛇一样的脊柱

## 5.5.1 后板式 /Back Plank

**1. 准备动作：半船式 /ARDHA NAVASANA**

仰卧，核心用力，将上半身和双腿同时抬起，双臂水平向前伸展。

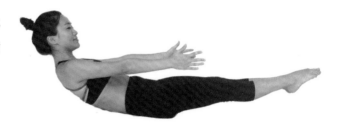

**2. 动作要领**

❶ 支撑者仰卧抬腿，双腿与地面垂直，将飞行者的骨盆放在双脚上。

❷ 支撑者双脚互相平行地放在飞行者臀部上，飞行者保持斜板向后，采用杂技握法握飞行者的双手，支撑者将飞行者蹬起。

❸ 稳定后，飞行者双臂水平向前伸展。

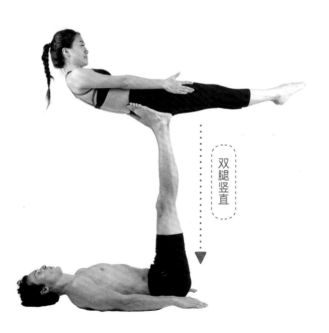

双腿竖直

**保护** 保护者在旁侧，一只手放在飞行者背下方，一只手放在其腿下方，保护其身体稳定。

### 5.5.2　船式 1/Boat Ⅰ

## 1. 准备动作：船式 /PARIPURNA NAVASANA

保持坐姿，双腿伸直抬高，直到双脚与头一样高或高过头顶，双臂水平向前伸展，到达船式。

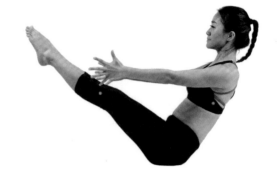

## 2. 动作要领

在后板式的基础上，飞行者借助核心的力量将上半身和双腿同时抬起，到船式。

**保护**　保护者在旁侧，一只手放在飞行者背部下方，一只手放在其腿下方，保护其身体稳定。

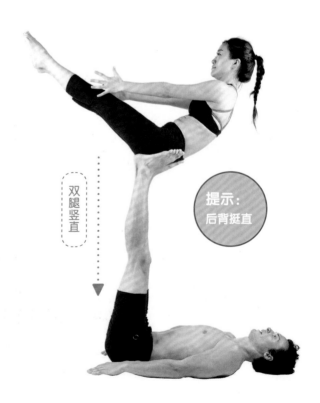

双腿竖直

提示：
后背挺直

### 5.5.3　船式 2/Boat Ⅱ

**1. 准备动作：船式 /PARIPURNA NAVASANA**

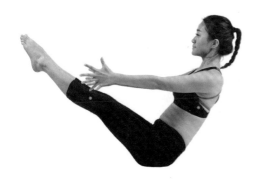

保持坐姿, 双腿伸直抬高, 直到双脚与头一样高或高过头顶, 双臂水平向前伸展, 到达船式。

**2. 动作要领**

在船式的基础上, 飞行者借助核心的力量将上半身和双腿同时抬起, 到船式, 双手抓脚踝。

(保护) 保护者在旁侧, 一只手放在飞行者背下方, 一只手放在其腿下方, 保护其身体稳定。

 **注意事项**

支撑者保持双腿竖直, 飞行者身体保持船式。

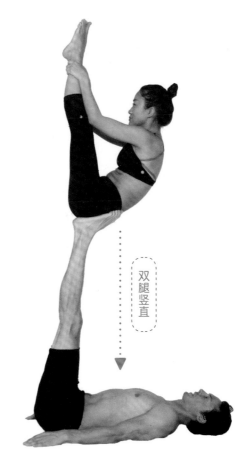

双腿竖直

### 5.5.4 候鸟式 /Back Bird

1. 准备动作：单腿山式 /EKA PADA TADASANA

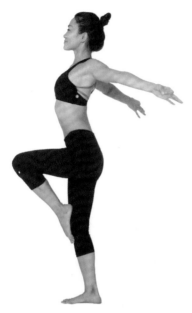

保持站姿，屈左膝，左脚踩右大腿前侧，双臂向后伸展。

2. 动作要领

❶ 在后板式基础上，飞行者后弯，支撑者扶住飞行者双肩。

❷ 飞行者左脚踩右膝上方，双臂水平向后伸展。

❸ 稳定后支撑者松开双手落地。

（保护） 保护者在旁侧，一只手放在飞行者背部下方，一只手放在其腿下方，保护其身体稳定。

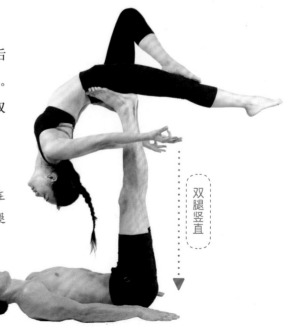

双腿竖直

## 5.5.5　后弓式 /Back Bow

### 1. 准备动作：弓式 /DHANUR ASANA

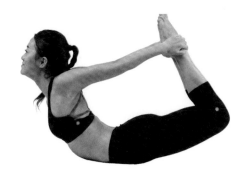

俯卧，屈双膝，双手向后抓双脚踝，双脚向后蹬，上半身离地，大腿离地，双腿抬到足够高度后，双腿尽量并拢，抬头看向上方。

### 2. 动作要领

在后鸟式的基础上，飞行者弯曲双膝，双手抓住双脚脚踝，双脚向后展，直到大腿水平，小腿竖直。

保护　保护者在飞行者旁侧，保护其身体稳定。

大腿水平

小腿竖直

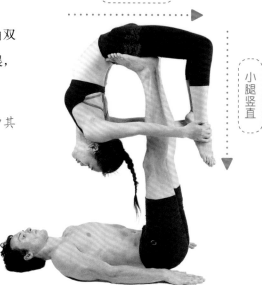

### 5.5.6  舞式 /Dancer

**1. 准备动作：舞式 /NATARAJASANA**

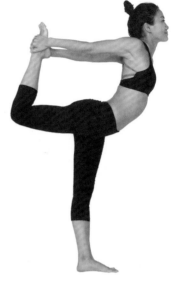

保持站姿，双手抓左脚踝，慢慢将右腿向上抬起，到达舞式。

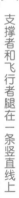

支撑者和飞行者腿在一条竖直线上

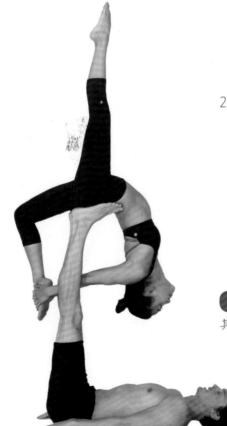

**2. 动作要领**

❶ 在后弓的基础上，支撑者扶住飞行者双肩。

❷ 飞行者的手穿过支撑者双腿中间，左手抓右脚，慢慢伸直左腿，抬高到竖直的角度。

❸ 稳定后支撑者慢慢松开双手。

（保护）保护者在飞行者旁侧，保护其身体稳定。

### 5.5.7 弓箭式 /Bow&Arrow

**1. 准备动作：单腿轮式 /URDHVA DHANURASANA**

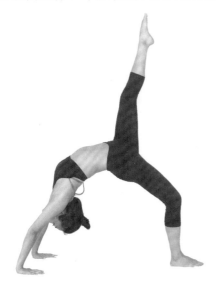

仰卧，屈膝双脚踩地，双手放头两边着地，手指指向双肩，核心用力，骨盆向上，伸直双臂到轮式。将重心转移到右腿上，抬起左腿向上伸展。

飞行者左腿和支撑者右腿在一条直线上

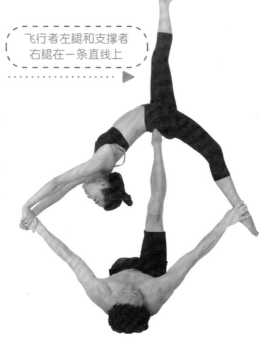

**2. 动作要领**

❶ 在后弓的基础上，支撑者将飞行者身体转动 90°。

❷ 飞行者伸直双臂，抓住支撑者左手；支撑者用右手抓住飞行者右脚，慢慢松开左脚落地。飞行者慢慢抬起左腿向上伸直。

**保护** 保护者在旁侧，一只手放在飞行者背部下方，一只手放在其腿下方，保护其身体稳定。

**注意事项**

支撑者右脚踩在飞行者下腰部，避免给飞行者过多的腰部压力。

## 5.5.8　自由后肩倒立（分腿）式 /Reverse Free Shoulderstand

**1. 准备动作：三角头倒立式 2/SALAMBA SIRSASANA II**

保持跪姿，双手与肩同宽落地，头放双手前与双手呈三角形。脚尖踩地，膝盖离地。臀部向后，慢慢伸直双腿，核心用力，将双腿抬起到水平的角度。

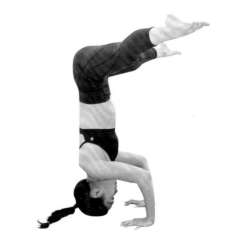

**2. 动作要领**

❶ 在后鸟式的基础上，支撑者双手放在飞行者双肩；飞行者双手抓支撑者小臂，分开双腿。

❷ 支撑者双腿调整飞行者重心到双臂上，使其稳定在自由肩倒立位置。飞行者可以变换不同腿形。

**保护** 保护者在旁侧，一只手放在飞行者背后，一只手放在其前方，保护其身体稳定。

飞行者上半身和支撑者双臂竖直

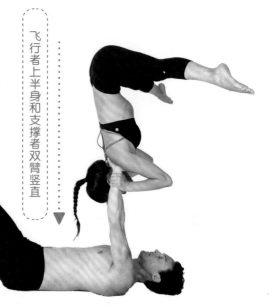

### 5.5.9 后肩倒立式 /Reverse Shoulderstand

**1. 准备动作：三角头倒立式 /SALAMBA SIRSASANA**

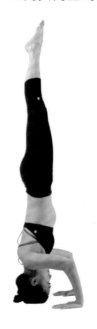

保持跪姿，双手与肩同宽落地，头放双手前与双手呈三角形。脚尖踩地，膝盖离地。臀部向后，慢慢伸直双腿，核心用力，将双腿抬起到竖直的角度。

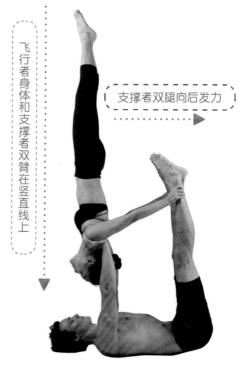

飞行者身体和支撑者双臂在竖直线上

支撑者双腿向后发力

**2. 动作要领**

❶ 在后板式的基础上，支撑者屈膝，双手扶住飞行者双肩。

❷ 飞行者双手抓住支撑者脚踝，身体始终保持板式。

❸ 支撑者双脚向上发力伸直，同时，飞行者双腿抬起到竖直的角度，伸直双臂。

**保护** 保护者在旁侧，一只手放在飞行者背后，一只手放在其前方，保护其身体稳定。

**注意事项**

支撑者保持双腿向后，给飞行者提供对抗力。

5.5.10　H2H 手倒立（分腿）/H2H Handstand(Straddle)

### 1. 准备动作：分腿手倒立 /ADHO MUKHA VRKSASANA

从三角前屈式，双手落地，打开与肩同宽，重心落到双臂上，双腿慢慢向上，直到水平。

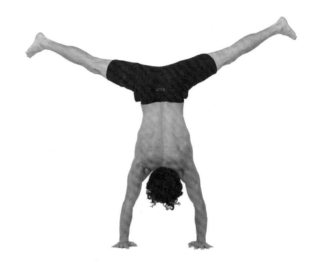

### 2. 动作要领

❶ 在后鸟式的基础上，支撑者采用杂技握法握住飞行者双手，手肘贴紧胸腔落地，双腿帮助飞行者将骨盆移到双手上方。

❷ 飞行者分开双腿，调整背部到竖直的角度，收紧核心，看手腕中间。

❸ 飞行者手倒立稳定后，支撑者双脚落地。

保护 保护者在旁侧，一只手放在飞行者背后，一只手放在其前方，保护其身体稳定。

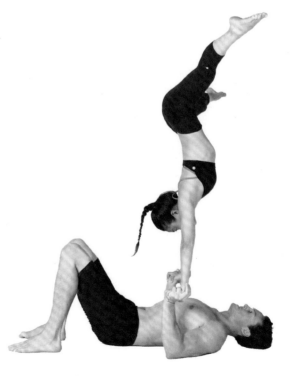

## 5.5.11　H2H 手倒立（剪刀腿）/H2H Handstand (Scissors)

### 1. 准备动作：剪刀腿手倒立 /ADHO MUKHA VRKSASANA

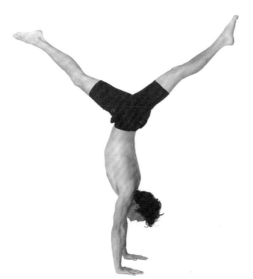

保持站姿，双手打开与肩同宽落地，双腿依次向上直到手倒立，可以靠墙练习。

### 2. 动作要领

❶ 在后鸟式的基础上，支撑者采用杂技握法握住飞行者双手，手肘贴紧胸腔落地，双腿帮助飞行者将骨盆移到双手上方。

❷ 飞行者收紧核心，双腿分开，看手腕中间。

❸ 飞行者手倒立稳定后，支撑者双脚落地。

**保护** 保护者在旁侧，一只手放在飞行者背后，一只手放在其前方，保护其身体稳定。

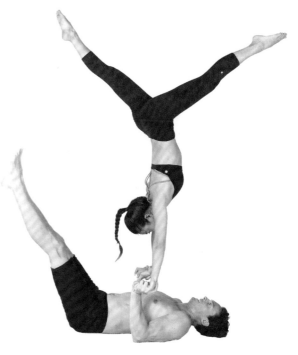

5.5.12 吊床式 1/Hammock Ⅰ

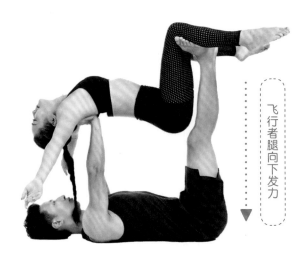

飞行者腿向下发力

动作要领

❶ 支撑者仰卧屈膝，飞行者背对站立于支撑者骨盆前侧；支撑者将双脚踩飞行者膝盖窝。

❷ 飞行者向后躺到支撑者小腿上；支撑者双手扶飞行者双肩，双腿向上蹬到竖直，保持双臂竖直。

❸ 飞行者双脚向下发力，身体放松，骨盆自然向下。

## 5.5.13  吊床式 2/Hammock II

### 1. 准备动作：鱼式 /MATSY ASANA

仰卧，左腿缠绕右腿，右脚尖落地；胸腔向上，头顶落地，左臂缠绕右臂，手指尖落地。

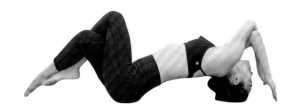

### 2. 动作要领

❶ 支撑者仰卧，飞行者站立于支撑者骨盆左侧。

❷ 支撑者左脚踩飞行者右膝盖窝，右脚踩飞行者肩胛骨，待飞行者后躺时，慢慢将飞行者蹬起。

❸ 飞行者左腿放于右腿上，双臂缠绕，掌心合十，向上打开胸腔，臀部自然向下。

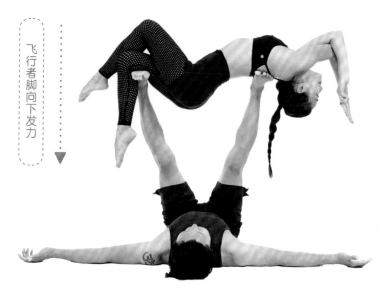

飞行者脚向下发力

保护  保护者在飞行者旁边，双手放其背部下方，以防飞行者身体失稳。

5.5.14 鲸鱼式 /High Flying Whale

1. 准备动作：单腿山式 /EKA PADA TADASANA

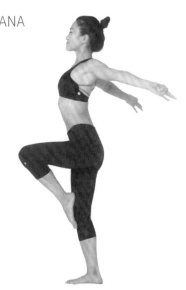

　　保持站姿，屈左膝，左脚踩右大腿前侧，双臂向后伸展。

2. 动作要领

❶ 支撑者仰卧屈膝，飞行者背对站立于支撑者头两边，后弯将肩胛骨放在支撑者双脚上。

❷ 支撑者双手抓住飞行者脚踝，手脚同时发力将飞行者推起，左脚移至飞行者肩胛骨中间，右脚落地。

❸ 飞行者屈右膝，右脚踩左膝上。支撑者的左臂落地。

提示：
骨盆向上

保护 保护者在旁侧，一只手放在飞行者背部下方，一只手放在其头下方，保护其身体稳定。

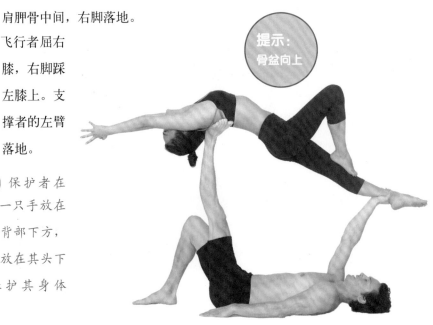

# 5.6 倒置的精彩

## 5.6.1 分腿蝙蝠 /Straddle Bat

### 1. 准备动作：坐角式 /UPAVISTHA KONASANA

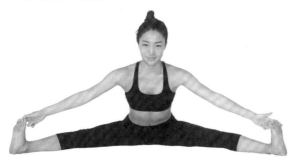

保持坐姿，双腿分开，始终保持双腿伸直，腿后侧贴地；上半身向前，双手抓双脚尖，挺直后背。

### 2. 动作要领

❶ 在后板式的基础上，支撑者扶住飞行者双肩。

❷ 飞行者慢慢分开双腿到水平的角度，支撑者调整双脚到飞行者腹股沟的位置，脚尖向内呈内八字。

❸ 飞行者始终保持坐角式，稳定后支撑者松开双手。

(保护) 保护者在飞行者身后，双手放骨盆两边，以防飞行者身体失稳。

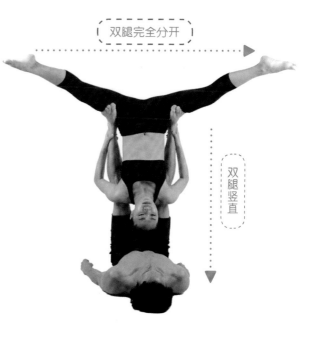

双腿完全分开

双腿竖直

5.6.2　鸟式（反）/Reverse Bird

## 1. 准备动作：蝗虫式 /SALABHASANA

俯卧，呼气时头部、胸腔、双腿同时离地，双臂向后伸直，臀部肌肉收紧，伸展大腿肌肉，保持自然的呼吸。

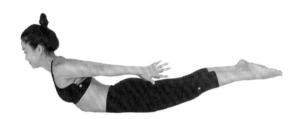

## 2. 动作要领

在分腿蝙蝠式的基础上，支撑者屈双膝，飞行者上半身穿过支撑者双腿，并起身向上，支撑者脚跟向内到双脚平行。

双腿竖直

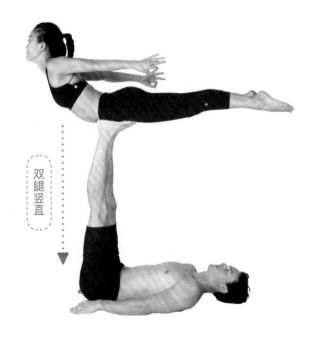

**保护** 保护者在飞行者旁侧，保护飞行者胸腔不往下落。

### 5.6.3　卧佛式 /Couch

1. 准备动作：韦史努式 /ANANATASANA

　　右侧卧，右手支撑住头。屈左膝，左手抓住左脚跟，伸直左腿靠近上半身。

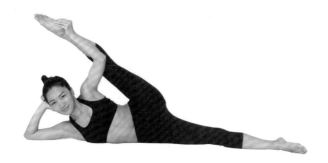

2. 动作要领

❶ 在分腿蝙蝠式的基础上，支撑者握住飞行者双手，左手发力，将飞行者推起到侧卧，左脚踩在飞行者腋窝。

❷ 飞行者右手抓住支撑者腿外侧。屈左膝，左手抓住左脚跟，伸直左腿靠近上半身到韦史努式。

（保护）保护者在飞行者身后，保护其后背稳定，以防飞行者身体失稳。

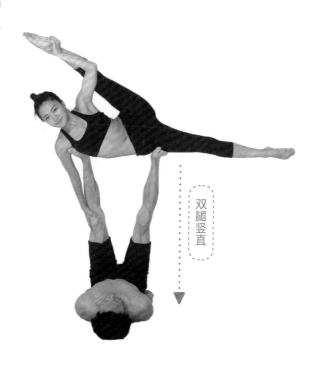

双腿竖直

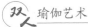

 ### 5.6.4　飞行的战士式 /Flying Warrior

### 1. 准备动作：韦史努式 /ANANATASANA

右侧卧，右手抓左脚脚踝，左手撑地，伸直左腿，左臂穿过左大腿内侧，向上伸展。

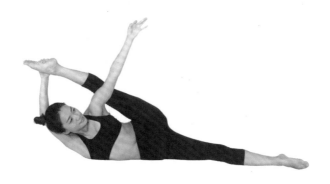

### 2. 动作要领

❶ 在分腿蝙蝠式的基础上，支撑者推起飞行者上半身，帮助飞行者手抓左脚。

❷ 飞行者右手抓住左脚外侧，左手从左大腿内侧向上伸展。

❸ 支撑者慢慢松开双手。稳定后，松开右腿落地。

**保护** 保护者在飞行者身后，保护其后背稳定，以防飞行者身体失稳。

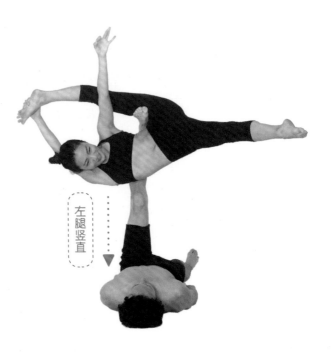

左腿竖直

### 5.6.5 蝙蝠侠式 /Bat

### 1. 准备动作：束角式 /BADDHA KONASANA

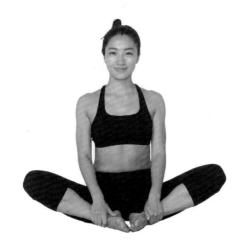

保持坐姿，膝盖分开，脚心相贴，脚跟靠近耻骨，双手抓住脚踝，保持后背挺直。

### 2. 动作要领

❶ 在分腿蝙蝠式的基础上，飞行者弯曲双膝，脚心相贴，分开双膝。

❷ 支撑者扶住飞行者双肩，推起飞行者直到其双手抓住脚踝。

❸ 飞行者垂落上半身，支撑者松开双手。

（保护）保护者在飞行者身后，双手放在其骨盆两边，以防飞行者身体失稳。

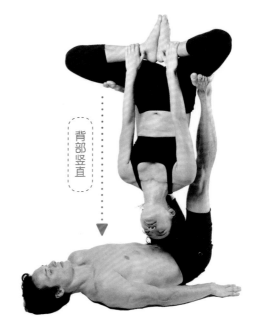

背部竖直

5.6.6 花样式 /Floating Paschi

## 1. 准备动作：双腿背部伸展 /PASCHIMOTTANASANA

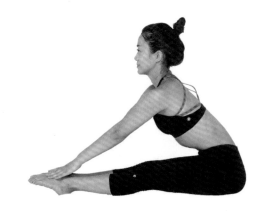

　　保持坐姿，双腿向前伸直并拢，上半身向前伸展，双手放于脚踝上，背部挺直。

## 2. 动作要领

❶ 在蝙蝠侠式的基础上，飞行者双手放于脚踝上。

❷ 支撑者抓住飞行者大臂中间位置，飞行者慢慢伸直双腿。

❸ 支撑者利用双腿前移慢慢将飞行者重心移到双臂上，依次调整双脚到飞行者背后，双脚再慢慢落地。

（保护）　保护者在旁侧，一只手放在飞行者背后，一只手放在其腿后方，保护其身体稳定。

提示：
飞行者
背部挺直

提示：
飞行者双腿
双臂伸直

双臂竖直

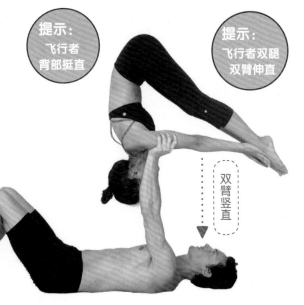

### 5.6.7　蝙蝠旋转式 /Barrel Row

**1. 准备动作：扭转四柱支撑 /PARIRVRITTA CHATURANGA**

保持斜板式，右脚向左侧伸展，双腿分开到极限，双臂做俯卧撑。

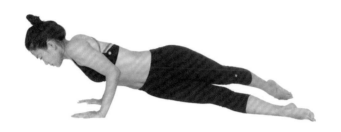

**2. 动作要领**

❶ 在分腿蝙蝠式的基础上，飞行者向右扭转，采用虎口握法，右手、左手分别抓住支撑者左手、右手。

❷ 支撑者微屈右膝帮助飞行者转身，双臂同时用力，将其上半身推起。

❸ 支撑者伸直右腿，将左脚松开，踩到飞行者右髋，等飞行者扭转身体后，将右脚调整到飞行者左髋上。

**保护**　保护者在飞行者旁侧，保护其身体稳定。

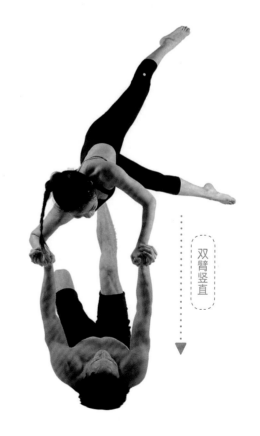

双臂竖直

# 5.7 不一样的起飞

## 5.7.1 蜡烛式 /Candlestick

准备动作：三角头倒立三部曲

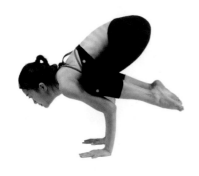
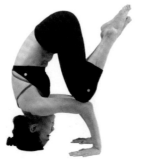
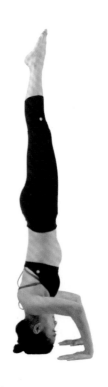

❶ 保持蹲姿，双手分开与肩同宽落地，双膝放于腋窝，眼睛看前方，骨盆向上，重心前移直到小臂竖直，慢慢抬起双脚到鹤蝉式（Bakasana）。

❷ 收下巴，头顶着地，背部挺直，小腿竖直向上，呈简易头倒立。

❸ 核心用力，双腿向上伸直到竖直的方向，到达三角头倒立。

## 5.7.2　蜡烛式起步 /Candlestick Mount

动作要领

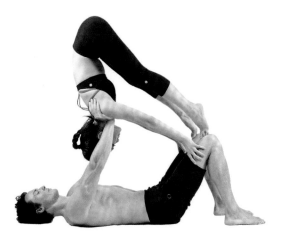

❶ 支撑者仰卧屈膝，双膝与飞行者肩膀同宽踩地。

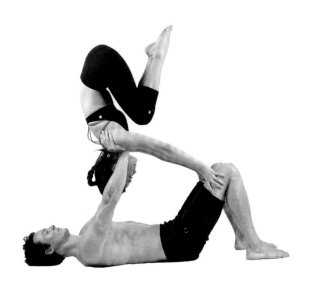

❷ 飞行者前屈把双肩放在支撑者手上，双手抓住支撑者双膝，然后双脚踩支撑者双膝，慢慢抬起骨盆，伸直双腿，慢慢将双腿抬起到竖直。

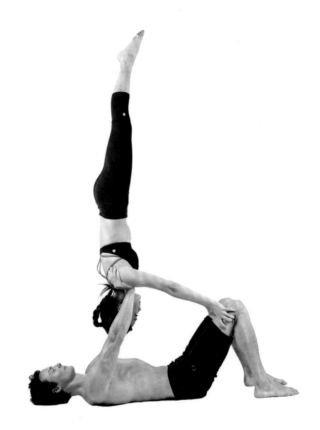

❸ 整个过程中支撑者始终保持双臂伸直，并向双腿方向发力。

保护 保护者在旁侧，一只手放在飞行者双腿后方，一只手放在其腿前方，保护其身体稳定。

### 5.7.3 蜡烛式变式 /Candlestick Variation

## 1.准备动作：三角头倒立 /SALAMBA SIRSASANA

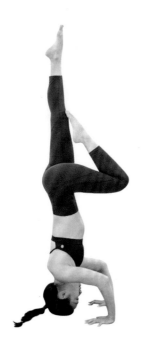

保持跪姿，双手与肩同宽落地，头放双手前与双手呈三角形。脚尖踩地，膝盖离地。臀部向后，慢慢伸直双腿，核心用力，将双腿抬起到竖直的角度，屈左膝，左脚尖贴右膝。

## 2.动作要领

在蜡烛式的基础上，屈右膝，脚踩左膝盖。

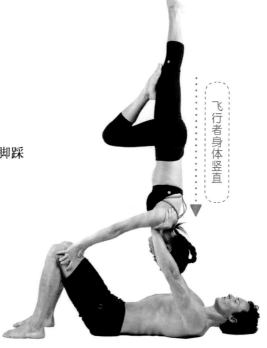

飞行者身体竖直

### 5.7.4　自由蜡烛（双鹿角）式 /Free Candlestick(Double Stag)

## 1. 准备动作：三角头倒立 /SALAMBA SIRSASANA

保持跪姿，双手与肩同宽落地，头放双手前与双手呈三角形。脚尖踩地，膝盖离地。臀部向后，慢慢伸直双腿，核心用力，将双腿抬起到竖直的角度。屈膝盖，左膝向前，右膝向后，到双鹿角腿形。

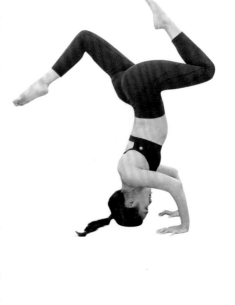

## 2. 动作要领

❶ 在蜡烛变式的基础上，支撑者将双膝向上，转移飞行者重心到双臂上。

❷ 飞行者将双手抓支撑者手腕，支撑者左脚支撑托住飞行者右膝，帮助飞行者保持平衡；飞行者屈左膝向后，调整双腿到双鹿角形状。

❸ 稳定后，支撑者双脚落地。

❹ 保护者在飞行者背后保护，避免飞行者倒立失稳。

**保护**　保护者在旁侧，一只手放在飞行者背后，一只手放在其前方，保护其身体稳定。

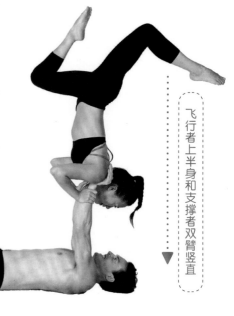

飞行者上半身和支撑者双臂竖直

### 5.7.5 自由蜡烛（竖直）式 /Free Candlestick (Straight)

**1. 准备动作：三角头倒立式 2/SALAMBA SIRSASANA II**

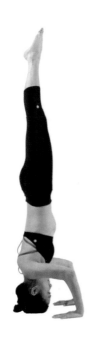

保持跪姿，双手与肩同宽落地，头放双手前与双手呈三角形。脚尖踩地，膝盖离地。臀部向后，慢慢伸直双腿，核心用力，将双腿抬起到竖直的角度。

**2. 动作要领**

在自由蜡烛（双鹿角）式的基础上，飞行者双腿并拢竖直向上。

**保护** 保护者在旁侧，一只手放在飞行者背后，一只手放在其腿后方，保护其身体稳定。

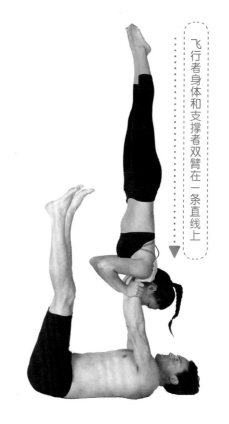

飞行者身体和支撑者双臂在一条直线上

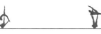

## 5.7.6　风车式起步 /Cartwheel

### 1. 准备动作：半月式 /ARDHA CHANDRASANA

保持下犬式，右腿向前到手中间，双手向前，背部挺直，保持双臂竖直，打开与肩膀同宽，抬起左腿与上半身在一条直线上，左髋外展，左臂伸展向上，到达半月式。

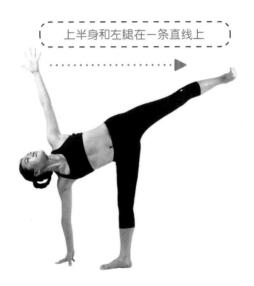

上半身和左腿在一条直线上

### 2. 动作要领

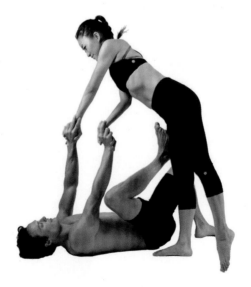

❶ 支撑者仰卧，屈膝双脚踩地。

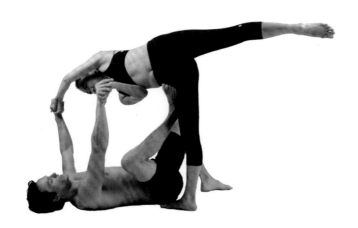

❷ 飞行者站立于支撑者骨盆旁边，右脚尖指向支撑者骨盆，调整身体到半月式，采用杂技握法握住支撑者双手，重心往右。

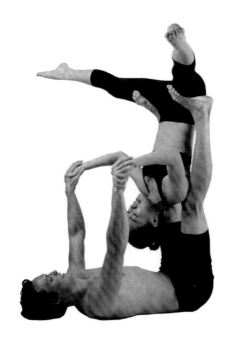

❸ 支撑者右脚放在飞行者右边腹股沟，利用双手的推力将飞行者推起。

❹ 飞行者抬起左腿向上做旋转，支撑者左脚接住飞行者左髋。

保护　保护者在飞行者身后，双手分别放在飞行者骨盆旁边，保护其身体稳定。

### 5.7.7 手倒立到候鸟起步 /Handstand Walkover to Back Bird

**1. 准备动作：分腿手倒立 /ADHO MUKHA VRKSASANA**

保持站姿，双手打开与肩同宽落地，双腿向上到手倒立，可以靠墙练习。

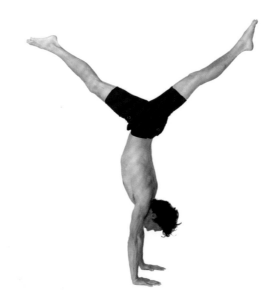

**2. 动作要领**

❶ 支撑者仰卧，双腿伸直靠近上半身。

❷ 飞行者双手靠近支撑者头部落地，从下犬式跳到手倒立。

❸ 支撑者双手扶住飞行者大臂，并用双脚接住飞行者臀部，蹬起飞行者到后鸟式，稳定后松开双手。

**保护** 保护者在旁侧，一只手放在飞行者背部下方，一只手放在双腿下方，保护其身体稳定。

### 注意事项

支撑者需要在飞行者倒立到竖直角度时将其接住，并调整双脚到合适的角度。

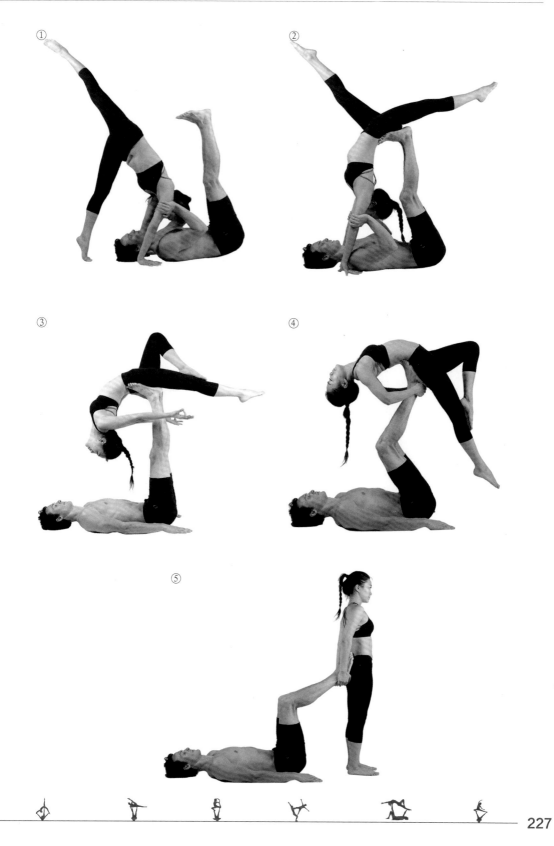

### 5.7.8　星星式（团身）/Star（Tuck）

动作要领

❶ 支撑者仰卧，双臂伸直；飞行者
　站立于支撑者头后方，双手采用
　小臂握法。

❷ 支撑者双脚放飞行者双肩上，脚
　趾在飞行者锁骨位置，屈膝靠近
　胸腔。

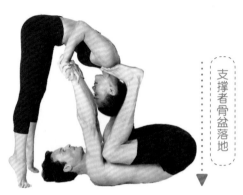

支撑者骨盆落地

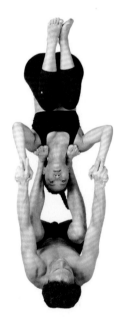

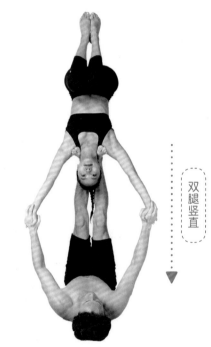

双腿竖直

❸ 飞行者跳到倒立，支撑者伸直双腿将飞行者蹬起。

❹ 飞行者保持屈膝。

❺ 保护者在后侧保护飞行者骨盆。

保护　保护者在飞行者身后，双手放在骨盆两边，以防飞行者身体失稳。

## 5.7.9　手倒立到龙椅式 /Handstand Walkover to Throne

### 1. 准备动作：分腿手倒立 /ADHO MUKHA VRKSASANA

保持站姿，双手打开与肩同宽落地，双腿向上到手倒立，可以靠墙练习。

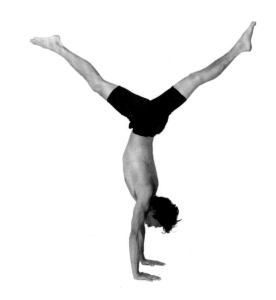

### 2. 动作要领

❶ 支撑者仰卧，双腿向上。

❷ 飞行者双手放于支撑者骨盆旁边，从下犬式跳到手倒立。

❸ 支撑者双脚接住飞行者骨盆，双手抓住飞行者脚踝，拉起飞行者直到其上半身直立到龙椅式。

**保护**　保护者站在飞行者身后，保护其骨盆始终在支撑者骨盆正上方。

**注意事项**

支撑者双手用力向下拉飞行者脚踝，双脚向上蹬，利用对抗力将飞行者蹬起。

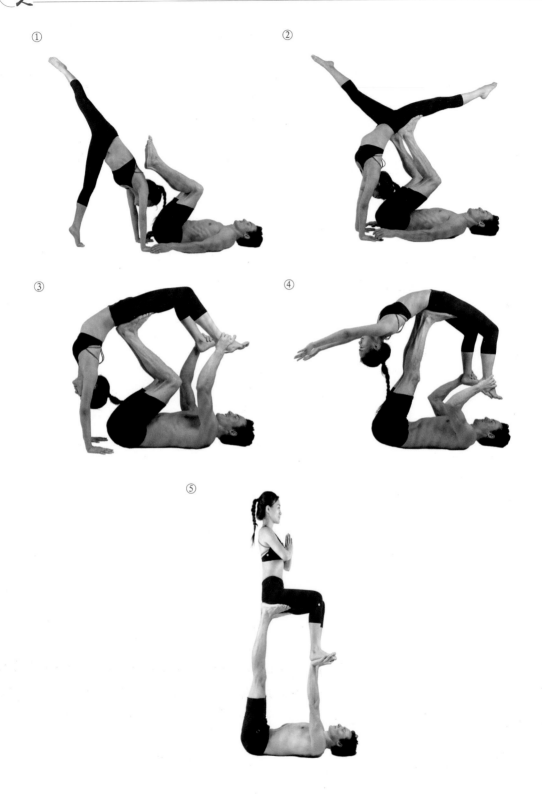

① ② ③ ④ ⑤

# 5.8　闪亮的星星

### 5.8.1　星星式（分腿）/Star（Straddle）

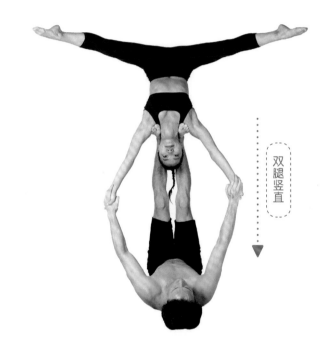

双腿竖直

1. 动作要领

在星星式（团身）的基础上，飞行者双腿向两边水平伸直。

2. 加强练习

❶ 飞行者核心收紧，保持稳定的星星式。支撑者和飞行者双手建立稳固的连接，支撑者屈膝，依次将双脚移到飞行者大腿根部，到分腿蝙蝠式。

❷ 可以原路返回到星星式，循环练习，加强星星式的稳定性。

保护　保护者在飞行者身后，双手放在骨盆两边，以防飞行者身体失稳。

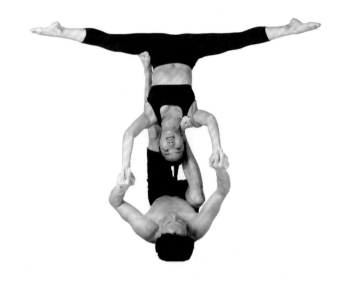

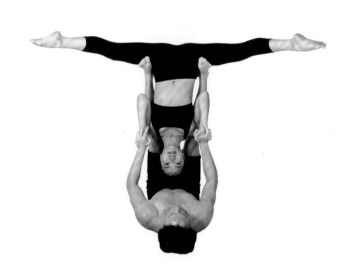

## 5.8.2　星星式 /Star

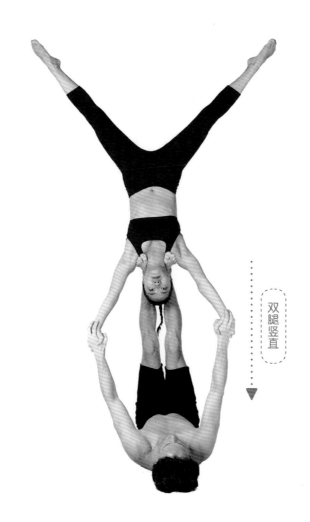

双腿竖直

动作要领

　　在星星式（分腿）的基础上，飞行者伸直双腿向上，分开 60°角。

5.8.3　星星式（并腿）/Star（Straight）

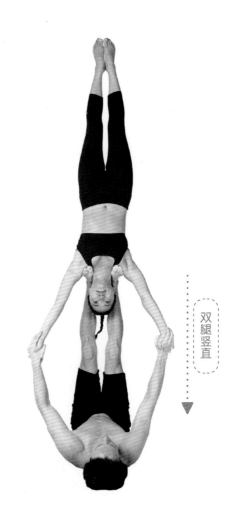

双腿竖直

动作要领

　　在星星式的基础上，飞行者双腿向上伸直并拢。

## 5.8.4　星星式（屈体）/Star（Pike）

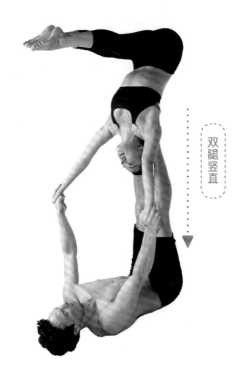

双腿竖直

动作要领

在星星式的基础上，飞行者双腿向上伸直并拢，核心收紧，将双腿落到水平。

5.8.5　自由的星星式 /Free Star

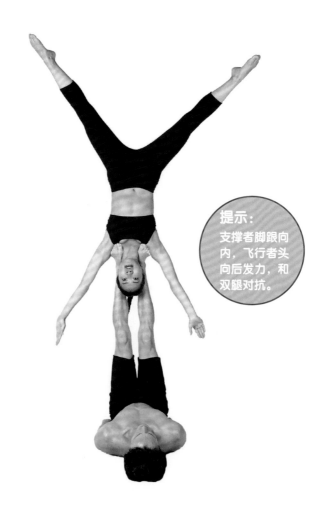

提示：
支撑者脚跟向内，飞行者头向后发力，和双腿对抗。

动作要领

❶ 在星星式的基础上，支撑者脚跟向中间收紧；飞行者头向后找到与支撑者小腿的对抗力，身体平衡后，支撑者松开双手落地。

❷ 保护者始终在飞行者身后保护其骨盆。

## 5.8.6　星星式（反）/Reverse Star

### 1. 准备动作：三角头倒立式 2/SALAMBA SIRSASANA II

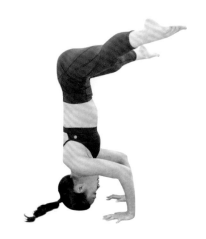

保持跪姿，双手与肩同宽落地，头放双手前与双手呈三角形。脚尖踩地，膝盖离地。臀部向后，慢慢伸直双腿，核心用力，将双腿抬起到水平的角度。

### 2. 动作要领

❶ 支撑者仰卧，屈双膝，双脚放飞行者双肩，利用对抗力建立连接。

❷ 飞行者双手放支撑者小腿上，手指朝下，向上跳跃到倒立。

❸ 飞行者骨盆到肩膀正上方时，支撑者伸直双腿。飞行者稳定后可以变换双腿形状。

保护 保护者在旁侧，一只手放在飞行者背后，一只手放在其前方，保护其身体稳定。

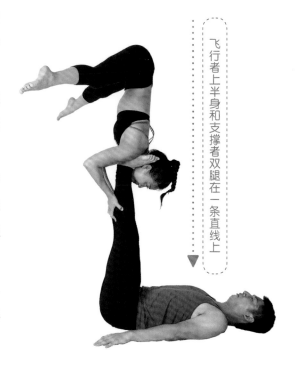

飞行者上半身和支撑者双腿在一条直线上

### 5.8.7　肘支撑倒立式 /Biceps Stand

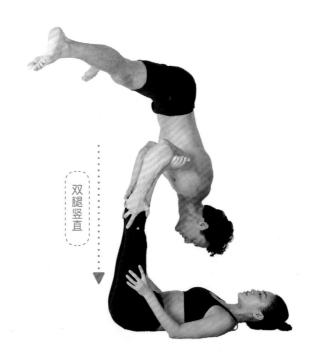

双腿竖直

动作要领

❶ 支撑者仰卧，伸直双腿保持竖直，脚尖稍微朝外。

❷ 飞行者放肱二头肌在支撑者脚心，双手抓支撑者小腿，重心向前，核心用力将双腿抬起，可以变换双腿形状。

保护 保护者站在飞行者腿中间，保护其双腿不下落，避开其双腿向上的线路。

## 5.8.8  单手孔雀式 /Croc（Eka Hasta Mayurasana）

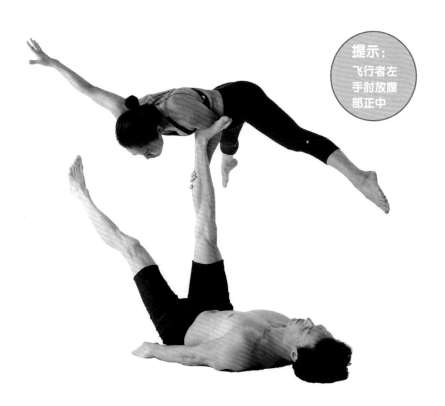

提示：
飞行者左手肘放腹部正中

动作要领

❶ 在肘支撑倒立的基础上，飞行者重心向左，将腹部落在左手肘上，稳定后，松开右臂向右伸展。

❷ 支撑者左脚帮助飞行者转移重心，当飞行者保持平衡后，左腿落地。

 保护者在飞行者旁侧，保护其身体稳定。

# 5.9 臂支撑

## 5.9.1 H2H 屈腿式 /High F2H

动作要领

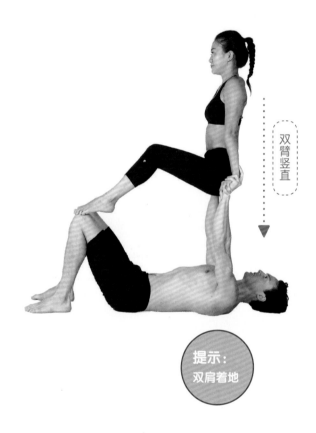

双臂竖直

提示：
双肩着地

❶ 支撑者仰卧，屈膝双脚踩地，双臂向上伸直，双肩落地。

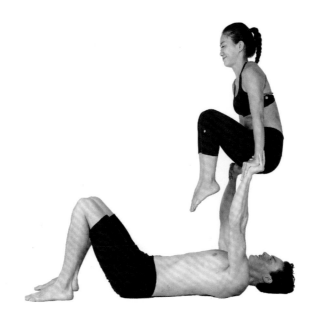

❷ 飞行者采用杂技握法握住支撑者双手，掌心与地面成45°角；保持双臂竖直，将双脚放支撑者膝盖上，核心用力依次将双膝靠近胸腔悬空。

❸ 保护者在飞行者身后，以防飞行者身体后倒。

保护　保护者在旁侧，一只手放在飞行者背后，一只手放在其前方，保护其身体稳定。

##  5.9.2　H2H 直腿坐式 /H2H Pike Sit

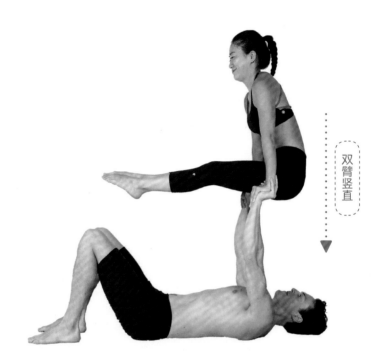

双臂竖直

动作要领

在 H2H 屈腿坐的基础上，飞行者核心收紧，慢慢伸直双腿水平向前。

保护　保护者在旁侧，一只手放在飞行者背后，一只手放在其前方，保护其身体稳定。

### 5.9.3 夹臂卷腹式 /Ab Buster

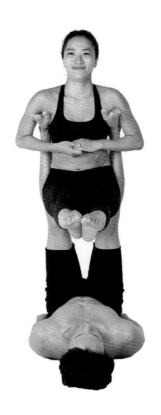

动作要领

❶ 支撑者仰卧，双腿竖直向上；飞行者双脚站在支撑者腹部两边，屈膝，双臂水平伸展，将腋窝放支撑者双脚上，可以双手相扣加强稳定性。

❷ 飞行者将身体重心落支撑者双腿上，屈膝拉向胸腔，核心收紧后伸直双腿水平向前。

保护 保护者在飞行者身后，保护其身体稳定。

## 5.9.4 臂支撑蹲龙式 /Straddle Throne on Hands

### 1. 准备动作：脚尖式 /PRAPADASANA

站立，双手在胸前合十，脚跟贴紧，脚尖分开呈外八字，屈膝，脚跟离地，臀部坐到小腿上，始终保持双腿分开到极限，背部挺直。

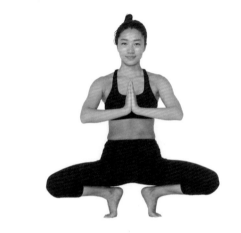

### 2. 动作要领

❶ 在夹臂卷腹式的基础上，飞行者分开双腿，支撑者放双手在其大腿后侧，保持双臂伸直。

❷ 待飞行者屈膝，双脚勾住双臂后，支撑者双腿向前，直到飞行者重心落在支撑者双臂上，松开双脚向两边打开。

❸ 保护者在旁侧保护飞行者上半身稳定。

（保护）保护者在旁侧，一只手放在飞行者背后，一只手放在其前方，保护其身体稳定。

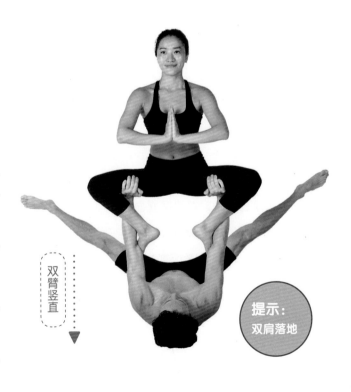

双臂竖直

提示：
双肩落地

### 5.9.5 臂支撑美人鱼式 /Mermaid on Hands

**1. 准备动作：鸽子式 /RAJA KAPOTASANA**

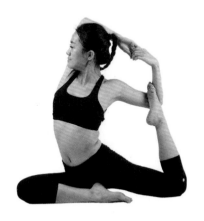

保持坐姿，弯曲右膝，右脚靠近耻骨，左腿向后伸直，然后屈左膝，将左脚放于左手肘心，在后脑勺交叉手指。

**2. 动作要领**

❶ 在臂支撑蹲龙式的基础上，支撑者双脚回到飞行者背后，帮助飞行者保持平衡。

❷ 飞行者上半身向右（可以右手扶支撑者脚保持平衡），重心慢慢向右，松开左脚，左腿内旋，骨盆向右旋转，屈左膝，左脚放左手肘心，在头后方双手相扣。

❸ 稳定后支撑者双腿两侧打开。

**保护** 保护者在旁侧，一只手放在飞行者背后，一只手放在其前方，保护其身体稳定。

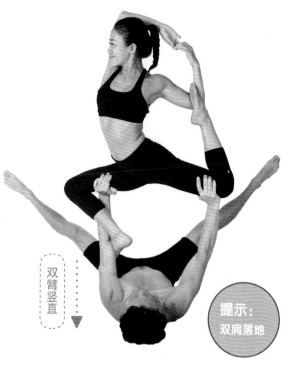

双臂竖直

提示：
双肩落地

## 5.9.6 臂支撑新月式/New Moon on Hands

**1. 准备动作：云雀式（ARDHA/SALAMBA）KAPOTASANA**

保持坐姿，弯曲右膝，右小腿横放，左腿向后伸直，挺直上半身，双臂向上伸展，掌心合十。

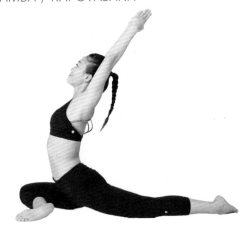

**2. 动作要领**

❶ 在臂支撑蹲龙式基础上，支撑者双脚回到飞行者背后，帮助飞行者保持平衡。

❷ 飞行者上半身向右（可以右手扶支撑者脚保持平衡），重心慢慢向右，松开左脚，左腿内旋，并向后伸直，双臂向上伸直，掌心合十。

❸ 稳定后支撑者屈膝脚落地，膝盖打开，脚心相对。

保护 保护者在飞行者前面保护其上半身平衡。

双臂竖直

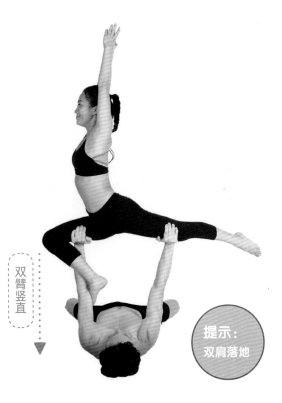

提示：双肩落地

## 5.9.7 臂支撑莲花式 /Lotus on Hands

### 1. 准备动作：莲花式 /PADMASANA

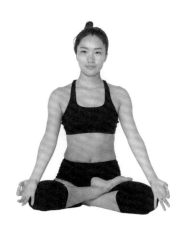

保持坐姿，屈左膝，左脚放于右大腿根部，屈右膝，右脚放于左大腿根部，脚心翻转向上；挺直后背，双手智慧手印放于双膝上。

### 2. 动作要领

❶ 在臂支撑卷腹式的基础上，飞行者双腿盘全莲花。

❷ 支撑者双手放飞行者大腿后侧，双腿向前，调整飞行者重心到双臂上，直到双臂竖直，稳定后松开双腿两侧打开。

❸ 飞行者始终保持身体收紧。

（保护）保护者在旁侧，一只手放在飞行者背后，一只手放在其前方，保护其身体稳定。

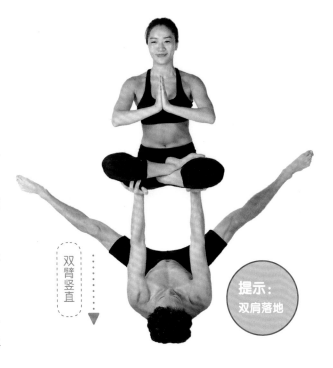

双臂竖直

提示：
双肩落地

## 5.9.8 臂支撑船式 /Boat on Hand

### 1. 准备动作：船式 /PARIPURNA NAVASANA

保持坐姿，双腿伸直抬高，直到双脚与头一样高或高过头顶，双臂水平向前伸展，到达船式。

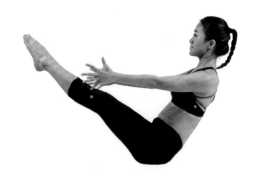

### 2. 动作要领

❶ 在臂支撑卷腹的基础上，飞行者屈膝拉向胸腔。

❷ 支撑者放双手在飞行者骶骨上，双腿调整飞行者重心向前，直到双臂竖直。

❸ 飞行者双腿伸直，背部挺直到船式。

保护 保护者在旁侧，一只手放在飞行者背后，一只手放在其腿部下方，保护其身体稳定。

双臂竖直

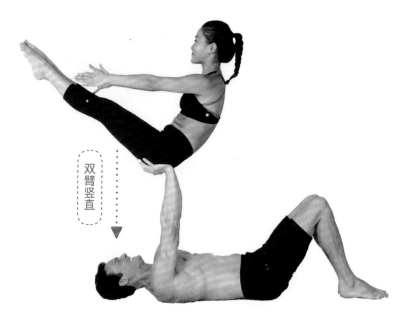

## 5.9.9　臂支撑鸟式 /Bird on Hands

### 1. 准备动作：蝗虫式 /SALABHASANA

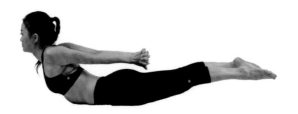

俯卧，呼气时头部、胸腔、双腿同时离地，双臂向后伸直，臀部肌肉收紧，伸展大腿肌肉，保持自然的呼吸。

### 2. 动作要领

❶ 在前鸟式的基础上，支撑者屈膝，脚尖朝外，双手替换脚尖的位置，脚跟慢慢下落直到飞行者重心落到支撑者手掌上，稳定后，双脚跟离开，落地。

❷ 飞行者始终收紧身体，保持蝗虫式。

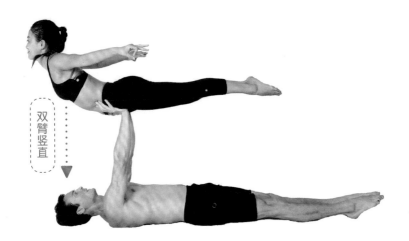

双臂竖直

**保护** 保护者在旁侧，一只手放在飞行者胸部下方，一只手放在其腿部下方，保护其身体稳定。

## 5.9.10　臂支撑弓式 /Bow on Hands

### 1. 准备动作：弓式 /DHANUR ASANA

俯卧，屈双膝，双手向后抓双脚踝，双脚向后蹬，上半身离地，大腿离地，双腿抬到足够高度后，双腿尽量并拢，抬头看向上方。

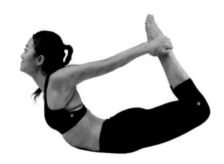

### 2. 动作要领

❶ 在臂支撑鸟式的基础上，飞行者屈双膝，双手抓脚踝，双脚向后蹬，伸展后背。

❷ 支撑者注意手掌发力的转换。飞行者手抓脚时，支撑者手指发力推；飞行者双脚向后蹬时，支撑者手指稍微减力。

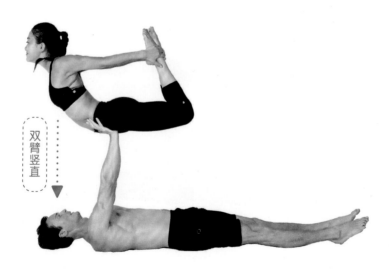

双臂竖直

**保护**　保护者在旁侧，一只手放在飞行者胸部下方，一只手放在其腿部下方，保护其身体稳定。

## 5.9.11　臂支撑后板式 /Back Plank on Hands

### 1. 准备动作：半船式 /ARDHA NAVASANA

仰卧，核心用力，将上半身和双腿同时抬起，双臂水平向前伸展。

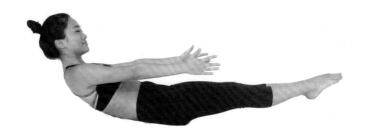

### 2. 动作要领

❶ 在后板式的基础上，支撑者屈膝，脚尖朝外，双手替换脚尖的位置，脚跟慢慢下落直到飞行者重心落到支撑者手掌上，稳定后，双脚跟离开，落地。

❷ 飞行者始终收紧身体，保持半船式。

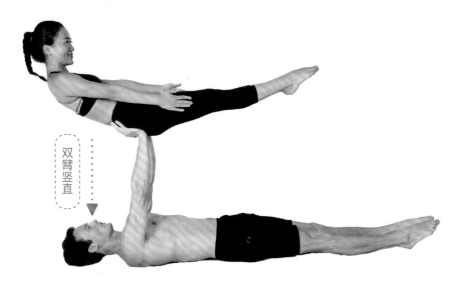

双臂竖直

**保护**　保护者在旁侧，一只手放在飞行者背部下方，一只手放在其腿部下方，保护其身体稳定。

## 5.9.12　臂支撑骆驼式 /Camel on Hands

### 1. 准备动作：骆驼式 /USTRASANA

保持跪姿，双腿靠拢，双手放臀部上，骨盆向前，后弯，双手分别放于双脚跟上，脊柱尽量向大腿方向推，大腿始终竖直，打开胸腔，到骆驼式。

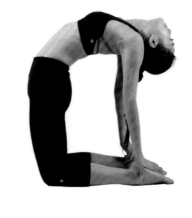

### 2. 动作要领

❶ 在鲸鱼式的基础上，飞行者依次屈膝，手抓脚踝，同时支撑者依次将双手放飞行者小腿（靠近膝盖）上。

❷ 飞行者收紧腹部和臀部肌肉，骨盆前推，重心向前落到支撑者双臂上；支撑者双脚帮助飞行者调整重心，直到双臂竖直稳定时，屈膝、双脚落地。

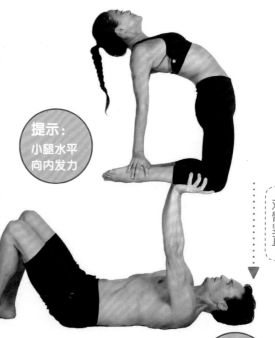

提示：小腿水平向内发力

双臂竖直

提示：双肩落地

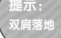

保护　保护者在旁侧，一只手放在飞行者胸前，一只手放在其背后，保护其身体稳定。

# 后 记
## POSTSCRIPT

### 关于本书

我们怀着激动的心情完成了《双人瑜伽艺术》的撰写。从 2017 年萌发写作的念头，到 2019 年底完成，耗时三年。书中用到了中文、英文、梵文三种语言。

《双人瑜伽艺术》共收录双人瑜伽动作 211 个，其中飞行动作有 139 个。书中的每个动作都是我们长达 5 年以上练习的成果，从动作准备、安全进入、安全退出、做好保护等方面，尽可能详细、科学地予以展示。为了更直观明了地示范动作，我们用了近 600 张图片。总共集中拍摄了三次，补拍了两次。

双人瑜伽是一门实践性很强的艺术，老师的示范和讲解至关重要。我们尽可能运用技巧而不是蛮力去完成动作，这样可以很好地解决东方女性力量欠缺的问题。中国瑜伽习练者女性居多，很多人苦于没有男性支撑者，无法完成进阶动作。我们在总结练习方法的时候，更多站在女性支撑者的角度，去探索更省力的方法，其中 80% 的动作都是文莲老师充当支撑者完成的，而文莲老师没有任何的竞技体育或杂技背景。

我们很幸运作为中国较早的一批接触双人瑜伽的老师，能向更多瑜伽爱好者分享我们的经验和心得。

双人瑜伽不仅仅是一种瑜伽练习，它带给我们的也远不止身体的健康，更多的是心灵的愉悦和人生的哲理。通过持之以恒的练习，我们不仅成为更好的瑜伽习练者，同时成就了更好的自己：学会接纳自己的不完美；学会感恩搭档的信任和支持；学会打开心灵去沟通；学会爱自己、爱他人；激发潜能、勇于挑战。通过双人瑜伽的练习，有不同经历的人将获得不同的感悟，这正是双人瑜伽的魅力所在。

我们在双人瑜伽的练习中，卸下防备，像婴儿一样玩耍、飞行、跳跃、翻转，我们体验着信任和默契带来的神奇化学反应，也享受着挑战带来的快感。当我们完全将身体和心灵投入到练习中时，便与外界的纷扰远离，沉浸在瑜伽的纯净世界里。

如今，越来越多的人沉迷于虚拟的电子社交圈，人与人的交流通过冰冷的屏幕传达，沟通的温度日渐下降。我们常常会在一次握手或者一个拥抱里获得幸福感，"触摸"让我们感受到爱。而双人瑜伽就像纽带，连接着我们和爱人、家人、朋友，甚至是陌生人，让我们重新获得欣赏别人的能力，也再次激发感受快乐的能力。

帕坦伽利在《瑜伽经》中指出，瑜伽体式的原意是"稳固且愉悦"。双人瑜伽也遵从同样的原则。体式无止境，而练习的快乐却可以轻松获得。不盲目尝试高难度动作，用心享受稳定、控制的乐趣。正确且专注地练习，一切随之而来。

我们希望通过《双人瑜伽艺术》，分享安全的双人瑜伽练习方法，更与您分享健康幸福的生活方式。

# 感　谢

　　感谢清华大学出版社提供机会，确保《双人瑜伽艺术》顺利出版，也感谢冉洪艳老师的辛勤付出。

　　感谢李羽老师引荐清华大学出版社。

　　感谢摄影师张林、马晋伟、肖志洪等为本书拍摄精美图片。

　　感谢模特王西泽、秦嫣、古思月在照片拍摄过程中的无私奉献。

　　感谢重庆弓古长月文化传媒有限公司对本书的精美排版。

　　感谢好友石慧萍、赵钰对文字部分的打磨。

　　感谢阿虎老师为我们的练习提供场地。

　　感谢团队成员以及学生为《双人瑜伽艺术》的编写提供灵感。

# 参 考 文 献

[1] B.K.S. 艾扬格 . 瑜伽之光 [M]. 北京：当代中国出版社，2017.

[2] 德斯卡查尔 . 瑜伽之心 [M]. 长沙：湖南人民出版社，2018.

[3] Swami Satyananda Saraswati. Yoga Nidra[M]. India: Yoga Publications Trust. 1976 (6th edition 1998).

[4] Swami Satyananda Saraswati.Asana Pranayama Mudra Bandha[M]. India: Yoga Publications Trust.(3rd edition 1996).

[5] Shri K. Pattabhi Jois, Yoga Mala[M]. New York: North Point Press, 2010.

[6] 米哈里契克森米哈 . 心流：最优体验心理 [M]. 北京：中信出版社，2017.

[7] 帕坦伽利著，王志成译 .《瑜伽经》直译精解 [M]. 成都：四川人民出版社，2019.